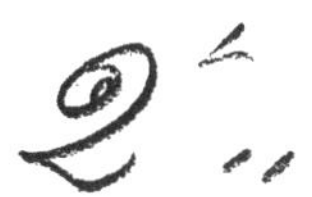

Dr René VUILLEMOT
Ancien Externe des Hôpitaux de Lyon,
Médecin Stagiaire au Val-de-Grâce.

De l'utilité de la Résection de l'Appendice

LYON — IMP. A. REY

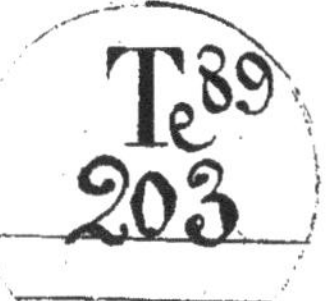

DE L'UTILITÉ

DE LA

RÉSECTION DE L'APPENDICE

DE L'UTILITÉ

DE LA

RÉSECTION DE L'APPENDICE

PAR

Le Dr René VUILLEMOT
Ancien Externe des Hôpitaux,
Médecin stagiaire au Val-de-Grâce.

LYON
A. REY, IMPRIMEUR-ÉDITEUR DE L'UNIVERSITÉ
4, RUE GENTIL, 4

1905

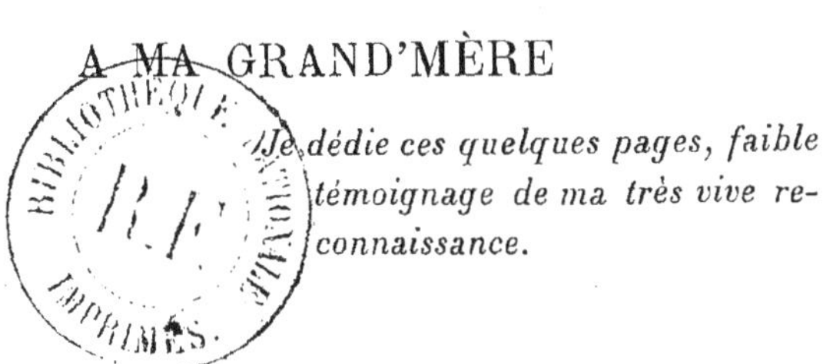

A MA GRAND'MÈRE

Je dédie ces quelques pages, faible témoignage de ma très vive reconnaissance.

A MON PÈRE

A MA MÈRE

Dont la vie de dévouement sera pour moi un exemple.

A MON FRÈRE

Témoignage de ma profonde affection.

A MES PARENTS — A MES AMIS

A mon Président de Thèse

MONSIEUR LE PROFESSEUR ANTONIN PONCET

Professeur de Clinique chirurgicale,
Membre correspondant de l'Académie de Médecine,
Officier de la Légion d'honneur.

A M. LE PROFESSEUR-AGRÉGÉ VALLAS

Chirurgien des Hôpitaux

Dont nous avons été l'externe pendant une année et qui a bien voulu nous donner l'idée de ce travail.
A ce double titre nous tenons à l'assurer de notre vive gratitude.

A MES MAITRES

DE L'UTILITÉ

DE LA

RÉSECTION DE L'APPENDICE

INTRODUCTION

L'appendicite est certainement une des maladies sur lesquelles on a le plus écrit et le plus discuté durant ces quinze dernières années, et la question, à ce qu'il semble, doit être aujourd'hui complètement élucidée. Là, nous trouvons l'excuse de notre hésitation le jour où M. le professeur agrégé Vallas nous fit l'honneur de nous proposer un sujet de thèse sur les résultats éloignés de la résection de l'appendice. Une opération que l'on pratique si souvent est une opération qui doit avoir fait ses preuves et dont personne ne met en doute la valeur et l'utilité. Cependant, la discussion est loin d'être close entre médecins et chirurgiens et chaque année l'on apporte à l'appui du traitement chirurgical ou du traitement médical des arguments également sérieux, également persuasifs, mais basés sur des conceptions différentes de la pathogénie de l'appendicite et de la crise appendiculaire.

Les uns se rattachent à la théorie classique : l'appendicite est une infection locale, primitive de l'appendice, capable de retentir secondairement sur l'état général. Si l'on admet cette théorie, peu importe que l'on se range pour expliquer la crise douloureuse, à l'opinion de M. Talamon ou à celle de M. Dieulafoy, qu'on pense à la pénétration d'un corps étranger dans l'appendice, ou à la transformation de la cavité appendiculaire en cavité close. C'est toujours, dans les deux cas, la résection de l'appendice qui reste le procédé de choix, dès qu'on le pourra et quand on le pourra, puisque l'ablation fait disparaître tout danger : *sublata causa tollitur effectus.*

Cette manière d'envisager les faits a rencontré de nombreux adversaires et, à Lyon notamment, M. le professeur Tripier et M. le professeur agrégé Paviot ont vivement combattu cette théorie.

Certains auteurs admettent actuellement que l'appendicite est le plus souvent l'expression locale d'une maladie générale. L'appendice est bien encore la cause du syndrome appendiculaire, mais il a fallu pour provoquer son inflammation une grippe, une fièvre typhoïde, une angine, une scarlatine, en un mot, une infection générale de l'organisme. L'appendice perd déjà un peu de son individualité.

Enfin, la pathogénie la plus originale, la dernière venue, a été émise à Lyon par M. le professeur Tripier et par M. le professeur agrégé Paviot et résumée dans un ouvrage paru en 1903 : *la Péritonite sous-hépatique d'origine vésiculaire.* Au nom de l'anatomie pathologique, toute crise appendiculaire correspond à une inflammation du péritoine, c'est-à-dire à une périappendicite, et c'est du côté de la vésicule biliaire qu'il faut chercher l'origine de cette péritonite périappendiculaire. « L'appendice ne fait que subir passivement les altérations que comportent la nature, l'évolution et l'intensité de cette inflammation péritonéale, mais n'y est pour rien, du moins à l'origine. »

De cette conception nouvelle de la crise appendiculaire découle naturellement une conception nouvelle du traitement, et nous nous permettrons, pour ne pas les dénaturer, de citer les conclusions auxquelles sont arrivés M. le professeur Tripier et M. le professeur agrégé Paviot.

« Au nom de toutes les considérations envisagées dans ce livre, disent ces auteurs, nous pensons que l'on ne retirera aucun avantage d'une résection de l'appendice à froid, selon l'expression consacrée. A ce moment, la péritonite s'est éteinte par l'immobilisation et les moyens médicaux, on n'a aucun bénéfice à réséquer l'appendice, car ce n'est pas lui qui sera en cause dans le retour d'une nouvelle poussée. Tout au plus peut-on dire que l'appendice constituant un danger permanent par sa forme, on aurait avantage à en être privé, mais il faut bien être persuadé que l'on n'enlève pas la cause de la crise douloureuse appendiculaire.

« La résection à chaud, lorsqu'il existe le moindre signe de gravité, de parti pris, dans tous les cas, est défendable parce qu'il est souvent très difficile, sinon impossible, de distinguer les cas graves ou susceptibles de le devenir, c'est-à-dire qu'il n'y a pas encore de moyen certain d'affirmer, en présence d'une poussée péritonitique venue d'en haut et prédominant autour de l'appendice, que ce dernier n'aura pas sa paroi suffisamment atteinte pour se perforer ou se gangrener. Les cas sont nombreux où les chirurgiens opérant à chaud et de parti pris ont eu la conviction nette, pièces en mains, qu'ils enlevaient des appendices sur le point de se perforer.

« Mais l'opération à froid ne nous paraît pas soutenable. Peut-être vaudra-t-il mieux, dans un avenir peu lointain, quand une appendicite aura guéri par les moyens médicaux, prévenir ses retours par une cholécystotomie ou une cholécystectomie. Mais cette intervention préventive demande de mieux connaître encore les conditions étiologiques et pathogéniques de ces péritonites sous-hépatiques adhésives.

« Dans certaines poussées aiguës périappendiculaires de péritonite sous-hépatique, la suppuration paraît nettement secondaire. On voit d'abord les phénomènes inflammatoires se calmer, au bout de deux ou trois jours ; ils semblent réduire leur manifestation à ce boudin cylindroïde de la fosse iliaque droite, de volume variable, qui va immédiatement s'assouplir.

« Quand tout à coup la température se relève, un gâteau en plastron induré net apparaît immédiatement sous-jacent à la paroi abdominale ; il y a dans ce cas une suppuration consécutive à la perforation de l'appendice dans le foyer de péritonite ; dans ces circonstances, l'intervention chirurgicale s'impose.

« Nous ne voulons pas traiter à fond cette question de l'intervention dans l'appendicite, mais montrer qu'elle doit être dorénavant discutée avec l'idée de péritonite sous-hépatique d'origine vésiculaire, prédominant autour de l'appendice ; aiguë et adhésive, elle est susceptible de résolution ; suppurée d'emblée, elle commande l'intervention, suppurée secondairement par perforation de l'appendice dans le foyer, elle doit également être opérée ; enfin gangréneuse d'emblée ou très septique et le plus souvent généralisée, les chances de guérison ne sont pas sensiblement augmentées par l'opération qui est du moins la seule ressource.

« Mais, à froid, quand le foyer a repris sa souplesse, la résection de l'appendice est inutile, nous le répétons. Elle n'est soutenable que parce qu'il représente un danger dans une future poussée de péritonite, si elle se produisait et non parce qu'il est cause de cette péritonite. »

Il est important de rechercher quelle est de toutes ces pathogénies la plus généralement applicable. Les indications opératoires varient en effet de l'une à l'autre, et la théorie de la péritonite sous-hépatique reconnue exacte dans la majorité des cas amènerait des changements notables dans la chirurgie abdominale. Or, la recherche des résultats éloignés de l'appendicectomie peut fournir des renseignements précieux pour ou contre cette théorie. Si elle est exacte, un malade ayant présenté de nombreuses crises douloureuses et à qui l'on enlèvera l'appendice devra continuer à présenter des phénomènes douloureux.

C'est pourquoi nous avons cru bon, sur les conseils de M. le professeur agrégé Vallas, de consacrer notre hèse à cette recherche, recherche prévue par M. le professeur Tripier et par M. le professeur agrégé Paviot, qui ont écrit :

« A la conception reposant sur les faits cliniques et anatomiques de la péritonite périappendiculaire venue d'en haut, les chirurgiens opposeront la disparition définitive, disent-ils, des accidents appendiculaires par la résection de l'appendice. Or, ceci n'a rien d'absolu. »

Pour que notre statistique réponde à la moyenne des cas généralement observés, nous avons pris, sans en laisser aucune, toutes les appendicectomies pratiquées dans le service de M. le Dr Vallas, pendant les années 1898, 1899, 1900, 1901, 1902, 1903. Nous nous sommes efforcé de retrouver tous les malades, de savoir s'ils souffraient et pourquoi ils souffraient, ne nous préoccupant pas seulement des localisations douloureuses au niveau de la fosse iliaque droite, mais des localisations plus éloignées, crises hépatiques, néphrétiques, gastriques.

A ce titre, notre statistique diffère de celles qu'on a déjà publiées et nos observations s'ajouteront utilement, nous l'espérons, à celles que l'on trouve dans les thèses de Challiol (Lyon 1894), Coittier (Paris 1899), Chapon (Paris 1900), Dubarry (Paris 1901), Madranges (Lyon 1903), Goursolas (Lyon 1903), Bouquerel (Paris 1904), pour ne citer que quelques-unes de ces thèses.

Le seul et modeste mérite de notre travail aura consisté dans cette recherche de nos malades, recherche souvent laborieuse. Ces malades, chaque fois que nous l'avons pu, ont été revus et examinés par nous-même.

Presque toujours nous les avons trouvés complètement guéris, ce qui est en désaccord avec la théorie de la péritonite sous-hépatique d'origine vésiculaire. L'opération qu'ils avaient subie, soit à chaud, soit à froid, était donc parfaitement justifiée et c'est pourquoi nous avons donné comme titre à notre thèse : « De l'utilité de la résection de l'appendice. »

Nous commencerons par publier toutes nos observations en les faisant suivre des renseignements que nous avons pu recueillir. Puis nous résumerons à la fin les résultats de nos recherches et nous essaierons de discuter les cas qui demandent une interprétation.

OBSERVATIONS

Toutes nos observations sont dues à l'obligeance de M. le professeur agrégé Vallas. Deux seulement ont été déjà publiées.

1898.

Observation I

M. P.., Philomène, trente-cinq ans, cultivatrice.

Entre à l'hôpital le 5 mai 1898.

La malade revient pour une fistule stercorale consécutive à une première incision d'abcès pour appendicite.

Opération. — Laparotomie latérale. On ne trouve plus qu'une petite portion de l'appendice ; le reste est soit dans le trajet fistuleux, soit déjà résorbé. Résection de cet appendice à la base. On empiète même un peu sur la paroi cæcale. Curettage du trajet fistuleux. Sutures.

Le 14 juin, la malade sort, conservant encore un suintement léger au niveau de l'ancienne fistule.

La malade nous écrit que, pendant l'année qui a suivi son opération, elle a ressenti des douleurs dans le ventre, douleurs survenant après les fatigues. Depuis cinq ans et demi elle vaque à ses occupations sans avoir eu la moindre crise douloureuse. Les douleurs qu'elle a présentées n'avaient point le caractère de crises, mais de simples tiraillements, occasionnés probablement par des adhérences.

Observation II

V..., Louis-François, quarante-huit ans, tailleur de pierres. Entre à l'hôpital le 7 mai 1898, avec le diagnostic d'appendicite à répétition. Le malade est déjà venu pour abcès de la région appendiculaire. L'abcès a été incisé et le malade est sorti, la résection étant alors impossible.

Opération. — Résection de l'appendice à froid. Une sonde cannelée est facilement introduite dans le canal de l'appendice qui est resté perméable, mais à l'incision de sa paroi on constate, à l'extrémité, une petite poche de la grosseur d'un pois, absolument indépendante du conduit et distendue par du pus.

Le malade sort le 26 mai.

Il y a deux ans, cet homme a quitté Saint-Rambert pour aller travailler dans des carrières, à Vilette, dans l'Ain. A ce moment, c'est-à-dire plus de quatre ans après l'intervention, le malade se portait très bien et n'avait jamais souffert.

Observation III

M.., Jean, dix-huit ans, domestique, entre le 17 mai 1898 à la salle Saint-Louis, avec le diagnostic d'appendicite à répétition. Il aurait en moyenne trois crises appendiculaires par an, et cela depuis trois ans.

Opération. — Résection de l'appendice à froid. L'appendice est accolé à la face postérieure du cæcum où il y est maintenu par de fortes adhérences, surtout en un point ; on arrive à le dégager.

Le canal appendiculaire est resté perméable. On y introduit facilement une sonde cannelée, sur la rainure de laquelle s'écoule un liquide jaune rougeâtre. Il semble rétréci en certains points avec des dilatations intermédiaires.

On le sectionne et on lui trouve une muqueuse boursouflée, blanche, d'aspect fibreux dans les points correspondant aux rétrécissements, vascularisée, violacée même dans les points correspondant aux dilatations. La partie voisine de l'orifice d'abouchement dans le cæcum est légèrement ulcérée.

Le 7 juin, le malade sort.

Nous nous procurons des renseignements sur le malade. Il est actuellement marié et jouit d'une excellente santé.

Observation IV

G... Joseph, vingt-deux ans, mécanicien. Entre à l'hôpital le 28 mai 1898, avec le diagnostic d'appendicite à répétition. Il a déjà eu six ou sept attaques de coliques appendiculaires. La dernière a débuté, il y a quinze jours et le malade ne souffre plus depuis quatre jours. On constate une légère tuméfaction au niveau de la fosse iliaque droite le 31 mai 1898.

Le 1er juin, opération. A l'incision des téguments, on constate de l'œdème de la paroi et, quand on arrive sur l'appendice, on découvre du pus. L'appendice est perforé en son milieu et la partie terminale est sphacélée. Il s'en va par fragments. On résèque la portion attenant encore au cæcum. Réfection de la paroi abdominale. On laisse à la partie inférieure une ouverture de 1 à 2 centimètres pour permettre le drainage avec des mèches iodoformées.

Le 23 juin, le malade part pour l'hôpital militaire. Il persiste un petit trajet par où s'écoule du pus et où l'on a mis un drain lors du second pansement.

Le 20 novembre, nous avons des nouvelles du malade. Il travaille actuellement comme gareur dans une usine et n'a présenté, depuis l'appendicectomie, aucune crise douloureuse abdominale.

Observation V

F... Gabriel, vingt-six ans, charcutier.

Entre à l'hôpital, salle Saint-Louis, le 3 août 1898 avec le diagnostic d'appendicite à répétition. A eu trois crises très nettes, une en juin, deux en juillet, et une quatrième en août, la dernière. C'est lorsque celle-ci est passée que le malade vient se faire opérer à froid.

Le 5 août, opération. Incision. On arrive assez facilement sur un volumineux appendice qui est très facilement isolé et extirpé, car l'on trouve peu d'adhérences. Lié, il est sectionné, et l'on thermocautérise la surface de section.

L'appendice examiné apparaît très dur, très épaissi dans ses tuniques. Pas de calculs, pas de rétrécissement, pas trace de cavité close. La pression fait sourdre quelques gouttes d'un pus grisâtre, louche, peu dense. A l'examen d'une coupe transversale, on reconnaît parfaitement à l'œil nu, les trois tuniques muqueuse, musculeuse et séreuse de l'organe, tuniques assez épaissies pour mesurer chacune près de 3 millimètres. La muqueuse elle-même est comme boursouflée, de couleur grisâtre, ecchymotique par places, mais sans ulcérations ; elle ressemble à du tissu lymphoïde (véritable amygdale).

Le 16 août, le malade sort, la cicatrisation est à peu près complète. Il n'est resté que onze jours à l'hôpital.

Le 8 février 1899, on revoit le malade. La cicatrice est solide, non douloureuse, ne gêne pas le malade.

Nous voyons le malade le 11 novembre 1904. Il n'a jamais eu la moindre crise douloureuse abdominale, le moindre trouble hépatique, le moindre trouble gastrique. Il a considérablement engraissé.

Observation VI

G..., Marie-Louise, vingt et un ans, cultivatrice ; entre à l'hôpital salle Saint-Paul, le 13 octobre 1898.

La malade était enceinte de cinq mois, lorsqu'il y a six semaines, elle ressentit une violente douleur dans la fosse iliaque droite, qui persista longtemps, même après l'avortement qui se produisit dix jours après l'apparition de cette douleur. A son entrée, douleur spontanée et exagérée par la pression dans la fosse iliaque droite.

Le 15 octobre, résection de l'appendice à froid. L'ovaire et la trompe du côté droit sont enflammés en même temps que l'appendice. On les résèque avec lui et on cautérise la surface de section.

L'appendice assez long présente un étranglement complet à sa partie moyenne, le divisant en deux loges, l'une juxta-cæcale, contenant un calcul stercoral, à muqueuse boursouflée, parsemée de quelque taches ecchymotiques, l'autre terminale contenant deux concrétions stercorales plus petites, à muqueuse boursouflée également, mais sans points hémorragiques.

Le 27 octobre, la malade sort ; la cicatrisation est parfaite. Pas d'éventration.

Cette malade se porte très bien depuis son opération. Elle s'est mariée, elle a une petite fille, actuellement âgée de cinq ans. Elle aura prochainement un autre enfant.

Observation VII

B... Marguerite, emballeuse, quarante-deux ans.

Entre à l'hôpital le 10 novembre 1898.

Le 6 novembre la malade ressent tout à coup, après son repas de midi, des coliques excessivement violentes au niveau de la fosse iliaque droite.

Les douleurs ont continué depuis ce temps sans rémission. La malade a eu quelques vomissements bilieux.

17 novembre. Opération. Incision de Jalaguier, résection de l'appendice à sa base, réunion par première intention. L'appendice est court, mais assez volumineux ; il contient des matières fécales solides. La cavité générale de l'appendice ne va pas jusqu'au sommet qui est occupé par une petite cavité close, à parois très épaisses, sans pus, et nettement séparée de la cavité appendiculaire.

La malade prend une bronchopneumonie et passe en médecine.

Le 15 juin 1899, elle revient. Un fil sort par une petite fistule ; une légère traction suffit pour le retirer.

Nous revoyons la malade le 2 novembre 1904 ; elle n'a jamais souffert depuis cette époque ; aucune douleur spontanée, ni à la pression. Elle a eu, il y a un an, une pleurésie, soignée dans le service de M. le Dr Roque, à l'Hôtel-Dieu.

Observation VIII

L... Rose, domestique dix-neuf ans. La malade entre à

l'hôpital le 28 novembre 1898. Huit jours auparavant, elle a reçu dans le ventre le brancard d'une voiture. Elle a néanmoins continué son travail et c'est seulement depuis trois jours que, prise de douleurs abdominales, elle a dû se reposer. Pas de vomissements, pas de constipation. Le ventre qui, au dire de la malade, avait beaucoup augmenté de volume, est maintenant souple ; la glace apporte un grand soulagement. Les douleurs se localisent à droite et il y a dans la fosse iliaque un point nettement douloureux, à la pression, au niveau du point de Mac Burney. La malade a eu autrefois, de temps en temps, quelques douleurs à ce niveau.

Le 6 décembre, opération. L'appendice très long, 5 à 6 centimètres, adhère par sa pointe relevée en haut. Il est réséqué à sa base. La muqueuse est pâle, boursouflée ; on ne trouve pas de cavité close.

7 novembre 1904. — Nous examinons la malade, qui accuse un point douloureux vésiculaire très net. Depuis son enfance elle se serait aperçue de ce point douloureux à la suite des moindres fatigues. Pendant les deux années qui ont suivi l'opération, la malade n'a plus souffert au niveau de son ventre et en particulier de la fosse iliaque droite. Elle s'est mariée, alors, c'est-à-dire il y a quatre ans, et depuis qu'elle est mariée elle souffre dans le bas-ventre, sous forme de crises douloureuses passagères, survenant après les fatigues, les excès de coït. Elle est allée à la Charité, où on la soigna pour une rétroversion.

Observation IX

1899.

P... Bernard, trente ans, facteur des postes ; entre le 6 février 1899, à la salle Saint-Louis.

La maladie a débuté, il y a trois semaines, dans la nuit, peu après le repas, par des frissons et de la fièvre. Le lendemain matin, douleur violente à la toux et au toucher. Pas de vomissements.

Le 7 février, opération. Incision. Un peu de liquide dans le péritoine; l'intestin est caché sous un épais coussin d'épiploon qui adhère par places aux anses intestinales. La libération d'une de ces anses ouvre un petit abcès d'où sort un peu de pus verdâtre et épais. Les parois de cet abcès sont formées par le cæcum et par une anse grêle fixée autour du foyer par des adhérences très faibles. L'appendice est ligaturé et sectionné à sa base. Il adhère par son sommet à la masse épiploïque qui peut être attirée au dehors en totalité, l'abcès siégeant en avant. Le tout est enlevé. Drainage à la gaze iodoformée. Réintégration du reste de l'épiploon. Sutures. L'appendice entouré d'une coque péritonéale est perforé, à peu de distance de la pointe. Le malade sort le 20 mars.

3 novembre 1904. Nous revoyons ce malade ; il se porte très bien ; il n'a jamais souffert depuis son opération et il a toujours exercé son métier pénible de facteur.

Observation X

D... Joséphine, vingt-sept ans, cuisinière.

Entre à la salle Saint-Paul, le 27 avril 1899, avec le diagnostic de péritonite généralisée d'origine appendiculaire. Début, il y a six jours, par de violentes coliques. A son entrée, on ne constate pas de météorisme.

Le ventre est douloureux, sans aucun point où la douleur soit exagérée. Le pouls est bon. La température est de 38°8. Depuis six jours, elle n'a ni selles, ni évacuation de gaz. Vomissements porracés.

Le 28 avril, opération. Laparotomie iliaque. Il y a issue de pus dès l'ouverture du péritoine. Les anses grêles nagent dans le pus qui sort en bavant. Sous le cæcum, on trouve l'appendice perforé. Cet appendice est enfoui dans une coque de fausses membranes qui ont cédé en un point. On résèque l'appendice. Drainage de la cavité péritonéale. Etablissement d'un anus contre nature sur le cæcum.

Le moignon d'appendice est sectionné franchement par la perforation ; la muqueuse est tomenteuse et parsemée de points hémorragiques. La tunique séreuse très épaissie est recouverte de fausses membranes.

Le 14 juin, cure radicale de l'anus contre nature. Suture de l'intestin en deux plans. Surjet du péritoine. Suture en anse du plan musculaire.

Le malade sort le 10 juillet.

Nous n'avons pas revu nous-même la malade, mais elle a été suivie jusqu'en 1903. A cette époque, c'est-à-dire quatre ans après son opération, elle se portait très bien et n'avait jamais souffert depuis, ni cessé n'exercer sa profession.

Observation XI

G..., Mathieu, trente et un ans, employé au gaz.

Le 30 mars 1898, laparotomie iliaque. Ouverture d'un abcès périappendiculaire, situé au-dessus de l'épine iliaque antéro-supérieure. De la cavité, s'écoule environ un demi-verre de pus. On ne cherche pas l'appendice. Pas de phénomènes pulmonaires. Mauvais état général. Le malade est emmené dans sa famille.

Depuis cette intervention, il présente de nouvelles crises appendiculaires qui se répètent à peu près tous les mois.

Le 4 mai 1899, laparotomie. On résèque l'appendice qui est retiré derrière le cæcum. Il mesure 3 centimètres environ. On voit encore le vestige de l'ancienne perforation.

8 novembre 1904. — Nous retrouvons la femme du malade. Ce dernier est mort en mars 1900, c'est-à-dire un an après son opération. Il n'avait pas de crises douloureuses abdominales. Mais il ne s'est jamais bien porté depuis l'intervention. Il a maigri, toussé et il est mort probablement de la tuberculose. Vers la fin, il crachait du pus en abondance.

Observation XII

T..., Jean-Antoine, dix-sept ans, jardinier.

L'affection a débuté, le 10 mai 1899, par une douleur vive au niveau de la fosse iliaque droite. Deux jours après, le malade prend une purgation. Il entre le 13 mai. On constate de l'hyperesthésie au niveau de la fosse iliaque droite, de la douleur spontanée et, à la pression, de l'empâtement de la région. Etat général grave, faciès altéré, pouls 160.

Le 14, opération. L'incision découvre un phlegmon bien limité, dont le contenu a une odeur stercorale manifeste. On trouve l'appendice immédiatement sous le péritoine pariétal. Cet appendice est gangréné en partie, et présente une perforation à son extrémité. On résèque l'appendice et on draine.

Le 15 mai, on note des symptômes d'inflammation péritonéale. Le malade se plaint du pansement qu'il trouve trop serré. Pas de vomissements cependant et le pouls est meilleur, le faciès moins altéré. La plaie a un bon aspect.

Le 18 mai, on note des signes d'obstruction intestinale. Arrêt des matières et des gaz. Pouls petit, très rapide. Anus contre nature. Le malade meurt dans la soirée.

Observation XIII

N..., Michel, trente-six ans, employé à la Compagnie du gaz.

Entre le 22 mai 1899, salle Saint-Louis, pour appendicite. Poussées antérieures. Début brusque le 21, par une violente douleur rapidement généralisée. Nausées. Pas de vomissements. Constipation opiniâtre. La pression au point de Mac Burney réveille une douleur intense. Hyperesthésie cutanée.

Le 25 mai, opération. Incision. On trouve les anses intestinales agglutinées par de fausses membranes. On trouve profondément du pus. Résection de l'appendice qui ne contient pas de corps étrangers, mais du pus; l'extrémité est obstruée, transformée en un tissu lardacé, où l'on ne peut déceler de cavité. Immédiatement au-dessus de ce tissu lardacé, perforation très fine. Drainage par de la gaze iodoformée.

Le 21 juin, le malade sort. La plaie est presque complètement cicatrisée.

Le 21 juillet, le malade revient porteur d'une éventration de la paroi abdominale. Il ne veut pas consentir à se laisser opérer et porte un bandage.

29 octobre 1904. — Nous voyons et nous examinons le malade. Il a toujours travaillé depuis son opération et n'a jamais présenté de crise douloureuse vraie, avec

fièvre, vomissements. Seulement, pendant deux à trois années, il a éprouvé des coliques passagères, à la suite de grandes fatigues. Eventration.

Observation XIV

R..., Ferdinand, vingt-six ans, peintre en voitures.

Entre le 1er juillet 1899, salle Saint-Louis, avec le diagnostic d'appendicite suppurée. Le malade était en traitement pour des coliques de plomb, à Saint-Pothin, lorsqu'il présenta tous les signes d'une appendicite, Son évacuation se fit alors sur Saint-Louis.

A l'entrée on remarque une chute brusque de température et une grande amélioration des symptômes locaux. La température tombe de 40 degrés à 37°2. La pression réveille encore une douleur, mais très légère, au point d'élection.

Le 5 juillet, opération. Incision. On trouve une masse assez volumineuse de tissu fibreux au-dessous duquel on trouve l'appendice dont le sommet est adhérent à la terminaison de l'iléon. Dans les tractions pour le libérer, une partie du sommet est arrachée et reste adhérente à l'iléon. Résection entre deux ligatures de l'appendice. Thermocautérisation. Ablation par la curette du tissu adipo-fibreux. Drainage par des mèches de gaze iodoformée. L'appendice présente une très grande résistance des couches externes, la séreuse a une consistance presque cartilagineuse. Il y a atrophie de la muqueuse. De plus on remarque un étranglement du côté du fond.

Le 15 septembre le malade sort.

4 novembre. — Nous retrouvons le malade. Il n'a jamais souffert, depuis son opération il a toujours travaillé. Pas de douleurs. Porte cependant une ceinture par précaution.

Observation XV

A... Flavien, dix-neuf ans, garçon boulanger. Entre le 3 juillet 1899 à l'hôpital. Depuis le jeudi 29 juin, a présenté une seule fois des vomissements, de la constipation. A l'entrée douleurs violentes au point de Mac-Burney. Signes d'abcès iliaque.

Le 3 juillet, opération. Incision parallèle à l'arcade crurale. Après l'incision du péritoine, on trouve une masse assez volumineuse formée par des anses intestinales agglutinées et de l'épiploon. Tout ce paquet est libre dans le ventre sans adhérences au péritoine pariétal ; les adhérences sont très faibles, car avec un faible coup de sonde cannelée, un flot de pus s'écoule.

L'appendice se trouve tout de suite sous l'épiploon. Il apparaît gangrené, perforé, laissant échapper des matières stercorales. On le résèque à la base. On trouve à l'intérieur de l'appendice deux corps étrangers, deux calculs stercoraux du volume d'une petite olive. La paroi de l'appendice est épaissie. La muqueuse est tomenteuse. L'appendice est gangrené à la base, pourtant pas immédiatement à l'insertion du cæcum, car la ligature peut être faite. Il présente une ligne de sphacèle circulaire. Consécutivement à l'opération les symptômes locaux s'améliorent beaucoup, mais il persiste une odeur nauséabonde dans la plaie. L'état général reste grave, le malade a un aspect typhique.

Le 22 juillet le malade a une ampoule suppurée au niveau du tendon d'Achille, qui crève et devient une vaste ulcération. Le 28 juillet, ouverture d'un volumineux abcès rétro-cæcal. Il sort une assez grande quantité de pus jaunâtre en grumeaux.

Le 29 juillet, courte amélioration. La fièvre est tombée de 3 degrés.

Le 4 septembre, le malade passe en médecine pour bronchopneumonie.

Ce malade a guéri de sa broncho-pneumonie. Nous n'avons pas pu le retrouver.

Observation XVI

B... Jean, dix-huit ans, sans profession.

A eu de nombreuses attaques de coliques appendiculaires.

Entre le 3 juillet 1899 à l'hôpital,

Le 5 juillet, opération. Résection de l'appendice à froid après incision sur le bord externe du grand droit.

Résection entre deux ligatures. Thermocautérisation du bout central.

L'appendice présente des couches externes normales.

La muqueuse est très hypertrophiée. Il n'existe presque plus de cavité centrale. Celle-ci contient du liquide muqueux, blanchâtre.

18 juillet Sort guéri.

Le 22 janvier 1902, on a des nouvelles du malade qui n'a plus d'attaques depuis deux ans.

15 novembre 1904. — Nous recevons des nouvelles du malade. Il n'a jamais souffert depuis son opération. Il vaque, comme par le passé, aux travaux des champs, et il est très robuste.

Observation XVII

P... Noélie, dix-neuf ans.

Entre salle Saint-Paul le 30 juillet 1899.

La maladie a débuté dix jours avant, par une douleur brusque dans la fosse iliaque droite. Depuis deux ans la malade a commencé à souffrir malgré les sangsues et les vésicatoires répétés à ce niveau. Elle n'a jamais vomi. Selles plutôt diarrhéiques.

A l'entrée, empâtement assez étendu au niveau du cæcum, douloureux à la pression. Point de Mac-Burney très net, ventre un peu ballonné. Le toucher rectal ne donne rien. Le toucher vaginal est impraticable.

Le 1er août, laparotomie iliaque. Léger œdème de la paroi. Le cæcum adhérent à cette paroi est ouvert par la pointe du bistouri. La perforation très petite est suturée,

Au-dessus du cæcum on trouve un abcès chaud du volume d'une grosse noix; pas de matières fécales, ni de débris appendiculaires.

A cause de l'acuité des lésions, on ne recherche pas l'appendice. Drainage et Mickulicz.

31 août. Laparotomie iliaque. On tombe sur un tissu de cicatrice qui rend la recherche du cæcum fort difficile.

On est obligé d'enlever une partie de ce tissu cicatriciel. L'appendice apparaît alors au milieu d'une masse de tissu fibreux, reste de l'ancien abcès.

L'appendice est recourbé en V et sa pointe adhère fortement au cæcum. Résection de l'appendice après sa libération. Thermocautérisation. Au niveau de l'adhérence de la pointe de l'appendice, on applique sur le cæcum un point de suture. Drainage à la gaze iodoformée. Suture métallique en V.

Le 15 septembre la malade sort.

12 novembre 1904. — Nous recevons des nouvelles de cette malade. Elle n'a jamais souffert depuis son opération, ni dans le côté droit, ni au niveau du creux épigastrique. Elle a eu une couche qui a bien marché. Elle est très constipée.

Observation XVIII

J... M..., trente-quatre ans.

Entre à l'hôpital le 2 septembre 1899.

Le début de l'affection qui l'amène remonte au mois de janvier. La malade eut des coliques accompagnées d'une constipation opiniâtre. Depuis, cet état s'est installé sans rémission, présentant de temps à autre des accès paroxystiques pendant lesquels les douleurs étaient très violentes; le simple contact sur le ventre était insupportable. Ballonnement du ventre et aussi une légère tuméfaction dans la fosse iliaque droite, où les douleurs avaient leur maximum d'intensité.

La malade, de plus, a noté qu'elle a des pertes blanches qui ont rapidement pris l'aspect de lochies jaunes verdâtres fétides. L'état général est très aggravé. L'amaigrissement est intense, l'appétit nul.

A son entrée, la malade est très amaigrie. Ventre en bateau; à la palpation, douleurs légères, surtout du côté droit au niveau du point de Mac Burney. Le toucher vaginal ne donne aucun renseignement.

Le 5 septembre, opération. Laparotomie iliaque suivant le bord externe du grand droit. On trouve le foie qui est très abaissé ; on est obligé de prolonger l'incision en bas. On trouve alors l'appendice qui est absolument intact, sans réaction inflammatoire autour. On note de la ptose généralisée ; il y a un rein flottant. Enfin les anses intestinales sont remplies de matières fécales. On fait la résection de l'appendice. Il est difficile à ligaturer; on procède alors à sa résection sous-péritonéale. Ligature de l'incision péritonéale. Suture en V de la paroi. La malade part en portant une ceinture de Glénard, le 23 septembre.

14 novembre 1904. — La malade nous donne de ses nouvelles. Elle n'a pas souffert depuis son opération.

Bien que travaillant à la machine à coudre, elle n'a pas eu, depuis l'intervention, la moindre crise douloureuse abdominale.

Observation XIX

J... A...., trente-six ans, garçon boucher.

Entre à l'hôpital le 25 septembre 1899.

Première crise appendiculaire il y a deux mois. Les phénomènes durèrent quatre jours. Vomissements. Constipation. Douleur dans la fosse iliaque droite. La deuxième crise débute le 21 septembre 1899. Signes ordinaires. Applications de glace.

Actuellement, les phénomènes inflammatoires sont un peu calmés. Les vomissements ont cessé. La douleur dans la fosse iliaque droite existe toujours à la pression au point de Mac Burney, mais bien moins forte.

6 octobre. —Les phénomènes inflammatoires ont complètement cessé. On procède à la résection de l'appendice. Laparotomie iliaque droite. On trouve l'appendice. Celui-ci sain à son extrémité, est entouré à sa base de fausses membranes et d'adhérences, reste d'un abcès enkysté. De plus, il présente une perforation par laquelle s'écoule un liquide muqueux, glaireux. La section de l'appendice doit donc être faite immédiatement au niveau de son insertion au cæcum. On consolide la ligature par une suture du péritoine au-dessus d'elle.

Le 29 octobre, le malade sort.

Le 13 novembre 1904, nous recevons des nouvelles du malade. Il ne s'est jamais ressenti de son opération et se porte actuellement très bien.

1900.

Observation XX

C... Fr..., dix-huit ans, cultivateur.

Entre à l'Hôtel-Dieu, le 16 janvier 1900.

Le 25 novembre 1899, à l'hôpital de Villefranche, première colique appendiculaire. Depuis, constipation très forte.

Le 8 décembre, nouvelle colique appendiculaire aussi forte. Durée trois ou quatre jours. Autour du 20 décembre, troisième colique moins forte. Vendredi dernier, quatrième attaque moins subite avec douleur irradiée dans tout le ventre. Pas de vomissements. A l'examen, tuméfaction de la région appendiculaire ; douleur à la pression du point de Mac Burney.

Le 22 janvier, opération. Laparotomie latérale. On tombe sur des anses intestinales à zones inflammatoires caractéristiques. Des adhérences réunissent l'intestin grêle, le cæcum et l'appendice. Ce dernier est perforé au niveau d'un calcul stercoral enclavé dans une logette d'origine également inflammatoire, constituée par l'appendice et la paroi du cæcum qui est érodée sur une étendue de 3 centimètres. Quelques gouttes de pus sourdent çà et là. Résection de l'appendice. Thermocautérisation de la surface de section de l'appendice et de quelques zones inflammatoires.

Mèche de gaze iodoformée placée sous le cæcum. Suture du péritoine.

Le 14 février, la malade part. Sa plaie est complètement cicatrisée, sauf sur l'ancien trajet de la mèche de gaze. Il reviendra se faire panser.

Etat général très satisfaisant.

Nous avons eu des nouvelles du malade le 28 novembre 1904. Il s'est toujours bien porté depuis son opération et il vient de faire deux années de service militaire.

Observation XXI

M..., César, fabricant d'accordéons.

Entre à l'hôpital le 15 février 1900.

Pas de coliques appendiculaires antérieures. Il entre à Saint-Roch pour une douleur subite ressentie au niveau du cæcum. Il reste en observation, lorsqu'on s'aperçoit de la formation immédiate d'un abcès en plastron sous la paroi abdominale. Le malade passe en chirurgie avec le diagnostic de péritonite aiguë.

Le 16 février, opération. Incision latérale. On trouve immédiatement sous le péritoine du pus, puis l'appendice rouge, gros et à quelques millimètres de l'appendice, nettement sur la paroi cæcale, une zone de sphacèle très petite par où sourdent les matières stercorales. Résection de l'appendice. Drainage de la cavité pelvienne d'où on fait sortir beaucoup de pus, par deux drains accolés. Tamponnement à la Mickulicz. Mèche de gaze sur le pédicule appendiculaire. Epiploon laissé étalé tout autour de la plaie.

Le 31 janvier, la fièvre tombe, les vomissements s'arrêtent; l'état général se relève.

Le 12 mars, le malade va très bien.

Le 20 mars, on sectionne au thermocautère la partie d'épiploon qui forme un énorme bourgeon hors de la plaie.

Le 30 mars, le malade sort.

Le 10 novembre 1904, nous revoyons et nous examinons le malade. Il est porteur d'une énorme éventration qui nécessite le port d'une ceinture Il se déclare très content de son opération, n'a jamais eu de crises douloureuses sérieuses s'accompagnant de fièvre. A cependant présenté deux crises légères avec maximum au niveau du creux épigastrique, ayant duré d'un à deux jours et accompagnées de quelques vomissements.

Souffre un peu au niveau des reins.

Observation XXII

L... Auguste, quarante-quatre ans, employé de commerce.

Entre à la salle Saint-Louis, le 31 mars 1900.

Il est sujet à des coliques répétées depuis une dizaine d'années, mais ces coliques durent peu, une demi-journée environ.

Il y a trois semaines grand frisson, un point douloureux intense au point de Marc Burney. Vomissements. Avec le repos complet et la diète, les souffrances et les vomissements disparaissent. Fièvre, 38 degrés.

A l'entrée, on sent à la palpation un léger paquet inflammatoire au-dessus de l'arcade crurale, paquet douloureux à la pression.

Opération. On trouve un abcès du volume d'une noix, profondément situé sous le cæcum, presque sur le détroit supérieur. Résection de l'appendice. Le malade sort en mai.

Le 30 octobre 1904, nous revoyons le malade. Il se porte très bien et n'a jamais ressenti la moindre crise douloureuse abdominale depuis son opération.

Observation XXIII

M... Zéline, sans profession, cinquante-neuf ans.

Souffre d'une descente de matrice et porte un pessaire. La malade est habituellement constipée et ne va que par lavements à la selle. Elle entre à l'hôpital le 25 avril 1900. Trois jours avant, au lever, elle a ressenti une douleur subite du côté droit, douleur irradiée dans tout le ventre. Vomissements avec hoquets. Le soir elle a de la fièvre. Le lendemain, la douleur et les vomissements persistent. On l'admet salle Saint-Paul. A l'entrée, elle paraît moins abattue. La fièvre tombe à 37°5. Les vomissements et les hoquets cessent. Il ne reste qu'une douleur très forte localisée, surtout vers le rebord inférieur du foie.

Le 28 avril, opération. Incision le long du bord externe du grand droit. Recherche de la vésicule biliaire que l'on trouve légèrement congestionnée et entourée de péricholécystite.

La recherche immédiate de l'appendice mène vers le col de la vésicule biliaire où on le trouve mi-sphacélé. Résection de l'appendice. Pinces à demeure sur des artères saignant beaucoup. Mickulicz.

Le 30, la fièvre baisse. Plus de vomissements, plus de hoquets. Le malade ne souffre plus. La plaie suppure longtemps. La malade sort le 25 mai.

10 novembre 1904. Nous revoyons un parent de la malade. Elle est très satisfaite de son opération, car elle n'a pas souffert depuis. Seulement elle présente un peu d'éventration et on lui conseille de porter une ceinture.

Observation XXIV

P..., Charles, trente-quatre ans, cultivateur.

Le malade entre le 12 août 1900. Il se plaint de ressentir, depuis huit à dix jours, une douleur assez violente au niveau de l'appendice cæcal. Son état gastrique laisse à désirer depuis, un peu de température le soir.

16 août. — Résection de l'appendice. On trouve l'appendice dur, gros, avec de nombreuses adhérences, entouré de péritonite; son extrémité libre est séparée du corps de l'appendice, le tout accolé le long du cæcum.

En faisant pénétrer un stylet par l'ouverture de la section de l'appendice, il ressort à 1 centimètre et demi environ par une petite perforation. On trouve en arrière du pus grumeleux, pas très abondant.

Au mois de novembre 1904, nous recevons les nouvelles suivantes du malade : Il jouit d'une santé excellente depuis son opération et travaille tous les jours comme s'il n'avait jamais ressenti les atteintes de l'appendicite pour laquelle il a été opéré.

Observation XXV

M..., Claude, trente-six ans, tisseur.

Entre à l'hôpital avec le diagnostic d'appendicite à répétition, le 24 août 1900.

Il y a un an, première colique; depuis, trois autres, dont la dernière, il y a un mois. Ces accès se manifestaient par de fortes douleurs dans la fosse iliaque droite, avec irradiation dans la région lombaire. Pendant trois à quatre semaines, il était obligé de garder le lit.

25 août. — Opération. L'incision est faite sur le bord externe du grand droit, mais l'appendice est difficile à trouver; il est plus en dehors et assez profond. Il est adhérent au cæcum et, extérieurement, son extrémité libre est pédiculisée. L'aspect extérieur n'a rien d'anormal, sauf à cette extrémité libre, où on voit une petite perforation; de plus, on trouve un peu de pus.

Une section longitudinale montre les deux parties de l'appendice nettement séparées. L'extrémité libre présente une transformation fibreuse, un aspect pâle, blanchâtre. La partie communiquant avec l'intestin est, au contraire, très congestionnée. Il est probable que c'est là que s'est faite la dernière poussée d'appendicite.

Le 31 août, le malade présente une phase de prostration, simulant la catalepsie, cela, après avoir déliré pendant deux nuits consécutives. Excitation nécessitant la camisole de force.

Le 5 septembre, le malade sort.

En décembre 1904, le malade nous écrit : « Je me porte assez bien. Je n'ai pas repris de crises. Je ressens seulement quelques picotements dans le côté si je me fatigue. Mais ce ne sont plus les mêmes douleurs. J'ai toujours travaillé depuis. »

Observation XXVI

P..., Romain, trente-deux ans, cultivateur.

Entre, le 2 décembre 1900, à l'hôpital.

Le malade raconte qu'il ressentit, il y a une dizaine de jours, une douleur brusque lui traversant le bas-ventre. Cette douleur dura trois jours. Le troisième jour, il ressentit des coliques beaucoup plus violentes qui l'obligèrent à s'aliter. Ces douleurs s'irradiaient surtout dans le côté droit. Il dit qu'il souffrit énormément ce jour-là. Le quatrième jour, ces douleurs cessèrent brusquement. Le malade a des vomissements clairs comme de l'eau. Il ne peut aller à la selle qu'avec des lavements. Appétit perdu. C'est alors qu'on constate dans la région iliaque la présence d'une tuméfaction à caractères rénitents, assez mal délimitée, douloureuse à la pression et dans les changements de position. Depuis, la tuméfaction n'a pas augmenté. La température allait, dans les premiers jours, à 38°6.

Le 6 décembre, laparotomie. On tombe sur une poche purulente qu'on excise. On résèque l'appendice. Le malade sort guéri le 14 janvier.

15 novembre 1904. Le malade s'est toujours bien porté et n'a jamais ressenti la moindre crise douloureuse abdominale depuis son opération. Il travaille sans fatigue.

Observation XXVII

N... Victorine, trente-neuf ans.

Entre à l'hôpital le 2 janvier 1900.

Depuis trois ans et demi, la malade prend tous les mois, à la veille des époques, des crises douloureuses dans le côté droit, avec ventre tendu, ballonné et vomissements.

Les trois dernières attaques ont été plus fortes. Aux dernières règles, coliques intenses.

Au mois d'octobre 1899, crise appendiculaire aiguë avec 39°5 de température, soignée médicalement avec applications de glace sur le ventre, et applications de sangsues.

A l'entrée, la palpation montre de la tuméfaction de la région appendiculaire. Le malade a un peu de température.

Le 3 janvier, opération. Laparotomie latérale droite. L'épiploon est adhérent au péritoine pariétal de la fosse iliaque. En le suivant, on tombe sur le foyer inflammatoire. L'appendice est également adhérent au péritoine pariétal. On le décortique avec effort, mais sans avoir à ouvrir d'abcès. Ligature et résection de l'appendice. Drainage à la Mickulicz.

L'appendice est presque divisé en trois portions par les attaques précédentes. Au centre, portion de muqueuse très épaissie et fibreuse, obturant complètement la lumière du canal. Enfin à la queue de l'appendice, dernier noyau inflammatoire qui semble être la lésion initiale.

Le 10 février, la malade va bien. Pas de fièvre. Le trajet ne donne plus. La malade sort.

3 novembre 1904. Nous retrouvons et nous examinons la malade. Depuis la résection de l'appendice, c'est-à-dire depuis cinq ans, elle n'a jamais eu de crise douloureuse dans le côté droit, jamais de vomissements. Avant son opération tout travail lui était devenu impossible. Depuis cinq ans elle a toujours travaillé.

A noter que la malade souffre de troubles dyspeptiques depuis douze ans environ. Elle a des crises gastriques douloureuses tous les deux ou trois mois, mais sans vomissements, crises durant plusieurs heures à douleurs irradiées jusque dans le dos.

L'appendicectomie n'a point eu d'influence sur ces troubles gastriques.

Observation XXVIII

(Th. Auguy. Lyon, 1900-1901.)

Appendicite à répétition. Poly-adénite périappendiculaire.

B... Paul, seize ans, mécanicien.

En un an le malade a présenté trois poussées de coliques appendiculaires qui ont duré quatre ou cinq jours chacune.

Le 19 février 1900, une nouvelle crise s'est déclarée.

Elle persiste encore au moment de l'entrée à l'hôpital (22 février), mais d'une façon très atténuée.

La température est normale. A l'examen, on trouve au niveau du cæcum un empâtement très léger.

Opération le 26 février. Laparotomie. L'appendice est trouvé très facilement. Pas d'abcès, ni d'adhérences étendues. L'appendice est lié, réséqué à sa base, et la surface muqueuse du moignon est touchée au thermocautère.

Au voisinage des fossettes iléo-cæcales, on aperçoit une pléiade ganglionnaire composée de cinq ou six ganglions. faisant saillie vers la séreuse. Ces ganglions sont durs, très mobiles et n'ont déterminé autour d'eux aucun travail inflammatoire. C'est à peine si, à leur niveau on aperçoit, sous le péritoine, quelques vaisseaux légèrement congestionnés.

Avec une sonde cannelée, le péritoine est dilacéré et, à travers cette boutonnière, deux ganglions sont extirpés pour être soumis à l'examen bactériologique.

Le 15 mars, le malade sort.

Examen bactériologique des ganglions. L'examen direct ne contenait aucun bacille. L'ensemencement en bouillon n'a donné qu'une culture de staphylocoques blancs. Ce microbe était probablement dû aux manipulations d'ensemencement, toujours délicates, pour une pièce petite, étant donné qu'on ne voyait aucun microbe sur la préparation directe.

En novembre 1904, nous voyons les parents de cet ancien malade. Engagé volontaire, il a déjà fait seize mois de service. Depuis quatre ans il n'a jamais ressenti la moindre crise douloureuse abdominale.

Observation XXIX

Ad... François, dix-neuf ans, employé de commerce. Le malade a été pris brusquement d'une douleur violente, en coup de pistolet, dans la fosse iliaque droite. Quelques vomissements. A l'examen, on ne constate pas d'empâtement dans la région. Point de Mac Burney très net.

Repos. Glace sur le ventre. En quarante-huit heures, tous les symptômes rétrocèdent. Est entré le 4 août. Le 13 août, résection de l'appendice. Celui-ci est gros, turgescent, très vascularisé à sa surface.

L'appendice est sectionné longitudinalement ; pas de corps étranger, pas de cavité close, simplement un épaississement considérable du tissu lymphoïde et du péritoine.

Le 20 août, on enlève les fils. Pas de suppuration.

Il nous a été impossible de retrouver ce malade.

Observation XXX

(Th. Auguy, 1900-1901, Lyon.)

Appendicite. Ganglions péri-appendiculaires.

F..., Félix, cultivateur. Entre le 19 août 1904.

Jeune homme de dix-sept ans, ayant présenté deux attaques d'appendicite, sans suppuration. La résection à froid est proposée à la famille qui l'accepte.

Opération. — On ne trouve ni abcès, ni fortes adhérences, mais simplement quelques légers tractus filamenteux entre l'épiploon et la région appendiculaire. L'appendice est très long et mesure 10 centimètres environ. Il est situé en arrière du cæcum. Son isolement est un peu difficile ; on arrive, cependant, à placer une ligature à sa base et à le réséquer.

Thermo-cautérisation de la surface muqueuse. Sous le péritoine mésentérique qui avoisine l'angle iléo-cæcal, on aperçoit alors une pléiade ganglionnaire composée de sept ou huit ganglions durs, mobiles, sans adhérence entre eux ni avec les parties voisines. Pas de trace de phénomènes inflammatoires autour d'eux.

Un de ces ganglions est extrait pour être envoyé au laboratoire de bactériologie.

Au bout de quinze jours, le jeune homme a pu rentrer chez lui.

La réponse du laboratoire de bactériologie a été la suivante :

« Le ganglion a fourni une culture absolument caractéristique du coli-bacille. »

Ce malade est aujourd'hui cantonnier ; en dépit de cette profession très fatigante, il s'est toujours bien porté depuis son opération et n'a pas éprouvé la moindre crise douloureuse dans l'abdomen.

Observation XXXI

L..., Louis, trente-neuf ans, cultivateur. Entre le 30 août 1900.

Le 26 juin, première crise qui dura huit jours et qui ne fut pas très nette. Il eut un peu de fièvre, de la constipation et des douleurs dans tout l'abdomen.

Il y a six jours, nouvelle crise avec constipation, vomissements, douleurs ; cette fois, localisation à la région de l'appendice et température. Il y a cinq jours, la température prise par le médecin qui le vit était, le soir, de 39°9. On sent un gros empâtement dans la fosse iliaque droite.

Le 1er septembre, vaste plastron péritonéal. Adhérences nombreuses de l'intestin. L'appendice est amené et réséqué. Extérieurement il est étranglé à 2 centimètres de son extrémité libre et, à ce niveau, on voit une perforation. L'étranglement n'est, du reste, pas complet, et le stylet pénètre très bien d'une partie dans l'autre de l'appendice. Au niveau de la perforation, congestion assez marquée. 14 septembre : le malade sort, sa plaie n'est pas complèment cicatrisée.

Le malade se porte très bien maintenant. Il n'a jamais souffert depuis son opération.

Observation XXXII

M..., Etiennette, vingt-trois ans, lingère.

Entre à la salle Saint-Paul au mois de novembre 1900.

Cette malade a eu, il y a deux ans, une salpingite suppurée ponctionnée à la Charité.

Depuis un an, elle a été soignée à plusieurs reprises pour constipation opiniâtre. Douleurs abdominales en partie d'origine utérine et péri-utérine. Métrorragies ayant nécessité le tamponnement.

La malade a eu des accidents spécifiques. Chancre à la lèvre inférieure en octobre 1900, suivi d'accidents secondaires assez sérieux et assez variés.

Enfin, depuis juillet dernier surtout, elle a eu, à plusieurs reprises, des crises douloureuses localisées dans la fosse iliaque droite.

Actuellement, à la palpation abdominale, on sent un empâtement dans la fosse iliaque. La pression détermine de la douleur dont le maximum se trouve au point de Mac Burney et qui s'irradie vers l'ombilic.

Au toucher vaginal, on ne trouve rien du côté de l'utérus, mais en déprimant le cul-de-sac latéral droit, on arrive à déterminer une douleur dont le siège correspond assez au point maximum trouvé à la palpation abdominale.

Le 6 décembre, opération : On tombe sur un appendice à peu près normal à l'extérieur. Au dedans, quelques petits calculs. Ligature et enfouissement du pédicule.

Le 2 novembre 1904, nous retrouvons cette malade. Elle est restée deux ans sans souffrir, à la suite, dit-elle, de son intervention sur l'appendice. Puis, il y a deux ans, les douleurs abdominales sont revenues et ces douleurs n'ont point un siège fixe, tantôt à droite, tantôt à gauche. Il y a trois ou quatre mois, la malade est entrée à la Charité ; elle y est restée cinq semaines. Elle a été soignée pour salpingite et métrite. On lui a mis des topiques. La malade présente aussi de l'entéro-colite muco-membraneuse.

Le 3 novembre nous examinons la malade. Pas de douleur à la pression au niveau du creux épigastrique ni au niveau de la vésicule biliaire. Point douloureux très net, dans le bas-ventre, à droite. Le toucher vaginal révèle un point douloureux correspondant à ce point douloureux abdominal. L'annexe droite est volumineuse, le col de la matrice est ulcéré. La malade aurait eu, il y a sept ans, une crise de coliques hépatiques.

1901.

Observation XXXIII

Saint-B... Emile, dix-sept ans, journalier.

Entre à l'hôpital le 9 janvier 1901. Appendicite.

Début brusque dans la nuit du 7 au 8 par des vomissements alimentaires. Fièvre, 39°5.

Points classiques.

12 janvier. — Laparotomie au point d'élection.

On tombe sur un appendice très gros, très volumineux, adhérent aux plans profonds par une large adhérence de la dimension d'une pièce de 5 francs. Abcès très bien collecté et bien limité par des adhérences. Après avoir limité l'abcès par des compresses, on l'incise, on tamponne et l'on résèque l'appendice après l'avoir lié à sa base.

Le 2 février, le malade sort avec une cicatrice solide.

5 novembre. — Nous retrouvons la mère du malade. Il s'est toujours bien porté depuis son opération et n'a plus de crises douloureuses. Il éprouve seulement quel-

ques tiraillements au niveau de son ancienne cicatrice, après avoir effectué un travail pénible ou une longue marche.

Observation XXXIV

L... Angèle, domestique.

Entre une première fois salle Saint-Paul, le 21 avril 1900. Depuis très longtemps, la malade est dans un état de constipation très forte, n'allant guère à la selle que tous les deux et même tous les trois jours. N'a jamais eu de crises appendiculaires antérieures.

Depuis quinze jours, douleurs dans le côté droit, au point de Mac Burney. Autour du 10 avril, douleur violente partant du côté droit, irradiée dans tout ce côté, douleur qui fait cesser le travail. Elle rentre à l'hôpital. Comme elle n'a pas de température à l'entrée, on attend deux jours. Mais, de suite après la rentrée, poussées fébriles. Température = 39°5.

A l'examen, point douloureux à la région appendiculaire, défense musculaire et commencement de formation d'un plastron.

Le 23 avril, l'abcès est très net.

Opération le 23. Laparotomie latérale droite. On tombe sur un très vaste abcès. Lavage, drainage avec deux ou trois points de suture pour rétrécir l'incision. Le 25, la malade va bien. La fièvre baisse. Le 10 mai, la malade recommence à souffrir et présente un point douloureux très intense, dans le bas-ventre, à droite.

On reste dans l'expectative. L'examen de la plaie ne révèle rien. La malade sort, améliorée localement, et avec une aggravation de son état général. On a porté, à l'entrée, le diagnostic de tuberculose pulmonaire.

Le 10 septembre 1900, la malade revient. Depuis son départ, elle s'est bien portée, Mais à l'extrémité supérieure de la cicatrice, un abcès tente de se faire jour. Incision. Evacuation du pus avec quelques caillots de sang. Drainage.

Comme état général, la malade est améliorée. L'appétit est meilleur. Pas de sueurs nocturnes. La toux a presque complètement disparu. La malade a engraissé.

Le 25 février 1901, la malade revient, ayant, cette fois, une crise aiguë d'appendicite avec points classiques.

1er mars. — Incision d'un abcès appendiculaire. Il sort du pus brunâtre, bien lié.

26 mars. — Résection de l'appendice. Les mésos sont relâchés, l'appendice est en haut et en arrière dans la fosse iliaque. Deux petites perforations de l'appendice et une petite perforation du cæcum qu'on obture par trois points.

14 avril. — La malade sort. Sa plaie est cicatrisée.

Le 29 octobre 1904, nous retrouvons la malade. Elle jouit actuellement d'un état général excellent, ne crache plus, ne tousse plus et pèse 68 kilogrammes ; elle a considérablement engraissé depuis qu'elle a subi la résection de l'appendice. Pendant plus de deux ans elle a encore eu quelques crises douloureuses apyrétiques, à la suite de grandes fatigues.

Depuis quinze mois elle ne souffre plus du tout. A noter cependant qu'un an après l'intervention, la malade (au mois d'avril 1902) a eu une crise de coliques hépatiques avec vomissements, ventre douloureux, ballonné, ictère très net, selles complètement décolorées. On n'a pas trouvé de calcul dans les selles.

Observation XXXV

S..., Marguerite, vingt-cinq ans, lingère.

Entre à l'hôpital le 10 mars.

La malade a eu, en une année, environ six crises d'appendicite ; la première semblait consécutive à une grippe.

Actuellement, la dernière crise qui a cessé il y a dix-sept jours laisse seulement un peu de douleur dans la fosse iliaque droite et un peu de fièvre.

La malade vient se faire opérer à froid.

13 mars. — Opération. L'incision découvre un appendice très haut placé, remontant jusqu'à l'iléon et adhérent par son extrémité avec un kyste de l'ovaire, gros comme une tête de fœtus et rempli d'un liquide hématique assez épais. Résection de l'appendice. On vide le kyste avec le Potain et on énuclée la poche. Dans l'épiploon se trouvent des boules d'œdème remplies d'un liquide rougeâtre assez abondant.

Le 11 avril, la malade sort.

2 novembre 1904. — Nous revoyons la malade qui n'a jamais souffert depuis son opération. Aucune douleur à la pression. Mais il semble bien, dans le cas présent, qu'on a eu un appendice secondairement enflammé par le kyste de l'ovaire avoisinant, et que la disparition des accidents est due également ou même plutôt à l'ablation du kyste qu'à la résection de l'appendice.

Observation XXXVI

F... Marie-Louise, vingt-huit ans, corsetière.

Entre à l'hôpital le 11 mars 1901.

Le 2 février 1901, la malade ressent brusquement une violente colique dans le côté droit du ventre, qui la fait se plier en deux et la force à se mettre au lit de suite.

La malade a eu une forte fièvre avec des vomissements verdâtres qui ont duré quinze jours.

Les phénomènes se sont amendés depuis. A la palpation, on sent une induration nette.

Opération le 13 mars. Incision en croix des téguments et résection de l'appendice à froid.

Le 6 avril, la malade sort de sa pleine volonté. Elle a souffert ces derniers jours d'une poussée d'annexite assez intense.

11 novembre 1904. — Nous revoyons la malade. Elle a continué à souffrir après son opération. Elle est actuellement soignée pour salpingite droite et elle a des pertes assez abondantes, qu'elle avait déjà lorsqu'on lui a réséqué l'appendice.

Observation XXXVII

J... Léontine, vingt-trois ans, domestique.

Entre à l'hôpital le 13 mars 1901.

La malade se plaint de coliques parfois violentes dans le côté droit du ventre; elle a quelques vomissements. A la palpation, douleur nette siégeant sur la ligne de Mac Burney. Au toucher vaginal, les culs-de-sac sont souples. Pas d'annexite. Pertes blanches peu abondantes. Constipation ordinaire.

6 avril. — Laparotomie dans la fosse iliaque droite. Résection de l'appendice iléo-cæcal. L'appendice est entouré de quelques brides péritonéales dont une le maintient coudé à angle aigu sur sa partie moyenne. A la coupe, quelques taches ecchymotiques sur la muqueuse.

7 novembre 1904. — Nous ne pouvons pas revoir la malade ; tout ce que nous pouvons dire c'est qu'elle se

portait très bien il y a six mois, c'est-à-dire trois ans après son opération.

Observation XXXVIII

V... Pierre, quinze ans, sans profession.

Entre à l'hôpital le 22 avril 1901.

La maladie a débuté par une douleur excessivement brusque, très aiguë, dans le côté droit, empêchant la respiration, la station debout, la marche. On recommande le repos au malade. Cataplasmes.

Actuellement, le malade présente des douleurs au point classique, un peu bas, cependant, dans la fosse iliaque droite. Ces douleurs sont peu vives. On ne sent pas d'abcès. Glace et opium.

Intervention le 27 avril. On enlève un volumineux appendice enkysté dans de l'épiploon. On fait une incision sur l'appendice qui est sphacélé. On y trouve des matières fécales et du pus fétide.

17 juin. — Le malade sort, la plaie est à peu près cicatrisée ; il reviendra se faire panser.

Au mois de novembre 1904, le malade va bien. Il travaille dans une ferme, près de Trévoux.

Observation XXXIX

M... Fernand, trente ans, maréchal-ferrant.

Entre le 20 juin 1901.

Le malade a présenté, en trois mois, quatre crises d'appendicite offrant le type clinique de la colique appendiculaire.

Vomissements, constipation. Ralentissements du pouls. Algidité. Deux sur trois ont débuté pendant la nuit,

24 juin. — Intervention. Laparotomie sur le bord externe du grand droit. Résection de l'appendice. Ligature.

4 juillet. — Le malade sort. Sa plaie est cicatrisée.

Novembre 1904. — Le malade à qui nous avons écrit pour lui demander de ses nouvelles, nous répond : « Je ne suis resté que onze jours à l'hôpital, j'avais eu trois crises avant mon opération ; un mois et demi après, j'ai repris mon travail et, depuis, je n'ai plus rien ressenti, si ce n'est une légère sensation de cuisson, au niveau de la cicatrice quand je fatiguais un peu. Mais cela même n'a pas duré et, depuis, je n'ai plus ressenti la moindre douleur dans le ventre. Je fais mon travail comme avant. »

Observation XL

D... X..., garçon épicier.

Entre à l'hôpital le 29 juillet 1901.

Le malade vient de la salle Saint-Jean. L'affection a débuté il y a quinze jours par de la diarrhée et des coliques. Il est resté cinq jours couché et a repris le travail ensuite. Puis est apparu un point douloureux dans la fosse iliaque droite. Actuellement le ventre est dur, la constipation a remplacé la diarrhée.

Les selles rares renferment quelques fausses membranes blanchâtres.

Douleur à la pression dans la fosse iliaque droite. Sensation de masse dure, volumineuse. Le toucher rectal ne donne rien. On attend la sédation des phénomènes douloureux pour intervenir.

9 août. — Opération. Incision sur le bord externe du grand droit. L'appendice est enfermé dans une masse for-

mée par le cæcum et l'épiploon. Il y a surtout des lésions de péritonite. Ligature de l'épigastrique.

Drainage à la gaze iodoformée. Le malade sort guéri le 3 septembre.

En novembre 1904, nous revoyons le malade. Il ne souffre plus du tout depuis son opération.

Observation XLI

J... A..., trente et un ans, sans profession.

Entre à l'hôpital le 22 août 1901, avec le diagnostic d'appendicite à répétition.

Depuis plusieurs années, la malade a présenté sept ou huit crises d'appendicite avec des intervalles d'un à deux mois entre chaque crise ; ces crises s'accompagnent de vomissements et de constipation.

A l'entrée, le 22 août, elle n'est plus en état de crise. La dernière date de huit jours. La douleur spontanée a persisté dans la fosse iliaque, de même la pression augmente la douleur.

Le 26 août, intervention. Incision sur le bord externe du grand droit. L'appendice présente quelques adhérences. Résection. Sutures.

10 septembre. — La malade sort en bon état. La plaie est cicatrisée.

Il nous a été impossible de retrouver cette malade.

Observation XLII

D... L..., vingt-cinq ans.

Entre à l'hôpital au mois d'octobre 1901 pour se faire opérer d'une appendicite. Opération à froid, pas d'adhérences. Résection de l'appendice ; au palper, il est dur et un peu globuleux ; à l'ouverture, on y trouve un peu de pus et un corps étranger.

Sort le 9 novembre.

Au mois de novembre 1904, nous avons des nouvelles du malade. Il n'a jamais eu de crise abdominale douloureuse depuis son opération. Il travaille, va à la chasse, comme s'il n'avait jamais souffert.

1902

Observation XLIII

P... J... T..., trente-huit ans, tisseur.

Entre à l'hôpital le 28 février 1902. Présente une hernie inguinale double. L'une à droite date de huit ans, l'autre à gauche d'un mois.

La première, volumineuse, descendait très bas avec le cordon, touchant presque le testicule. Elle n'est pas douloureuse, se réduit avec gargouillement, mollasse, renferme de l'intestin surtout, et probablement une certaine quantité d'épiploon.

La deuxième pointe de hernie réductible n'a pas encore franchi l'orifice externe. La pression sur le trajet est douloureuse. La malade se plaint de ressentir de ce côté une pesanteur considérable et souffre de coliques qui, dit-il, n'ont apparu qu'avec elle.

Opération le 5 mars. A droite, persistance presque complète du canal vagino-péritonéal. On trouve dans la hernie le cæcum et son appendice. Il est rouge, entouré de péritonite chronique. On le résèque. Le sac est fermé et réséqué en partie.

A gauche, cure radicale, sans rien de notable.

Sort le 18 mars guéri.

Ce malade est mort en 1901, à Bourg-de-Thizy (Rhône), d'une pneumonie.

Observation XLIV

B... M..., dix-huit ans.

Entre à l'hôpital le 31 mai 1902.

Il ya quinze jours, elle a ressenti dans la fosse iliaque droite une vive douleur. Elle se mit au lit pendant quelque temps. La douleur cessa, mais lorsqu'elle voulut reprendre son travail, nouvelle attaque appendiculaire.

Pas de vomissements, ni de symptômes de perforation. La température baisse.

Le 13 juin, laparotomie. On est obligé pour trouver l'appendice d'agrandir l'incision vers le haut. On finit par trouver cet appendice adhérent à la paroi abdominale antérieure et ayant entamé le cæcum vers le haut; on laisse une mèche.

8 juillet. La malade sort. Elle revient de temps en temps se faire panser.

Novembre 1904. Nous avons revu cette malade. Elle travaille depuis son opération. Elle n'a pas de symptômes douloureux du côté de la vésicule ou du creux épigastrique, mais elle se plaint de douleurs dans le bas-ventre.

Observation XLV

Fr. Louise..... quinze ans, sans profession. Depuis l'âge de quatre ans, la malade se plaint de douleurs dans le ventre et principalement à droite. Les douleurs étaient jusqu'à ce jour passagères, mais vives, revenant avec des intervalles d'un jour à une semaine. Depuis trois semaines les crises douloureuses sont plus longues et plus rapprochées.

Elle entre à l'hôpital le 25 juin 1902. Le 29, intervention. Incision sur le bord externe du grand droit ; on trouve l'appendice très long, sans méso, inclus dans le mésocæcum à la façon d'une artère. On le résèque. On ne trouve pas trace de péritonite périappendiculaire, mais on constate la présence de nombreux ganglions, de la grosseur d'une amande, dans l'angle iléo-cæcal et autant de plus petits, à quelque distance des premiers dans le mésocæcum.

Nous revoyons cette malade au mois de novembre 1904. Elle a toutes les apparences d'une bonne santé. Cependant, elle a continué à souffrir du ventre depuis son opération.

Elle présente un point douloureux à la pression au niveau de la vésicule, un autre au niveau de l'épigastre. Elle présente chaque mois, au moment des règles, de véritables crises douloureuses qui l'obligent à garder le lit.

Observation XLVI

B... Marie, vingt-neuf ans, cultivatrice.

Entre à l'hôpital le 18 juillet 1902, avec le diagnostic d'appendicite chronique. Il y a trois mois, la malade a été prise d'une crise de coliques qui a duré quatre jours, avec constipation et vomissements. Il y a quatre semaines, nouvelles coliques appendiculaires. Actuellement, on sent une tumeur au niveau de la fosse iliaque droite.

Le 26 juillet, opération. On trouve l'appendice plein de pus. On note une disparition de la muqueuse du côté de l'appendice qui touche au cæcum et, plus loin, une hypertrophie ayant obstrué la lumière.

Les deux tiers externes sont dilatés et remplis de pus.

Le 20 août, la malade sort.

En novembre 1904, nous avons des nouvelles de cette malade. Elle se porte très bien depuis son opération.

Observation XLVII

C... Louis, vingt-quatre ans, chauffeur.

Entre à l'hôpital le 12 octobre 1902.

Il y a deux mois et demi le malade a eu une première attaque avec coliques, vomissements ; cette crise a duré une quinzaine de jours. Quelque temps après, nouvelle attaque. La dernière attaque pour laquelle le malade rentre a été moins forte que les autres.

15 octobre. Les douleurs ont cessé depuis une dizaine de jours. Appendicectomie à froid. Le 30 octobre, le malade sort.

Ce malade n'a pu être revu. Mais nous voyons sa sœur qui est restée dans la même maison que lui jusqu'à ces derniers mois et qui maintenant encore reçoit de ses nouvelles. Elle nous affirme que le malade n'a jamais souffert depuis l'intervention et qu'il a toujours travaillé.

Observation XLVIII

T... Pierre, trente-cinq ans, cordonnier.

Entre à l'hôpital le 4 décembre 1902.

Le malade a déjà eu deux fois des crises douloureuses dans la fosse iliaque droite, avec ballonnement du ventre, vomissements et constipation ; la première de ces crises remonte au mois de mai ; la deuxième est celle qui amène le malade à l'hôpital. Elle a débuté en novembre.

Actuellement, les phénomènes aigus ont disparu. Le malade éprouve une douleur très nettement localisée à la pression. Dans la fosse iliaque droite, en un endroit correspondant à peu près au point de Mac Burney.

A la palpation, léger empâtement de la région. Le 9 décembre appendicectomie. Le malade sort avec sa plaie cicatrisée.

Le 27 octobre, nous retrouvons le malade qui se porte très bien depuis son opération. Pas de douleur spontanée ni à la pression. Belle cicatrice, pas d'éventration ; seulement quelques tiraillements après les grandes fatigues.

Le malade nous raconte qu'il a été soigné pour péritonite à l'âge de vingt-cinq ans. Il ne peut pas nous donner des renseignements précis sur cette maladie.

1903.

Observation XLIX

B..... Romain, vingt-six ans, voyageur de commerce. Entre à la salle Saint-Louis, le 28 janvier 1903. Il y a huit mois le malade a souffert d'une première crise d'appendicite légère, sans phénomènes généraux graves, un mois après, seconde crise, également légère. Il y a six semaines, crise violente avec une fièvre intense. Des vomissements, des phénomènes péritonéaux très nets.

Aujourd'hui cette période aiguë est terminée. La palpation fournit peu de résultats. On sent seulement un léger empâtement dans la fosse iliaque droite.

Le 30 janvier, appendicectomie. On trouve quelques adhérences péritonéales légère qu'on sectionne. L'appendice très petit mesure 2 centimètres et demi de longueur. Son péritoine est épaissi. La muqueuse ne semble pas enflammée.

La cicatrisation de la plaie se fait rapidement. Le malade sort guéri le 12 mars.

Le 11 décembre 1904, nous revoyons le malade. Il se porte bien, mais il a présenté depuis son opération une crise douloureuse, avec localisation au creux épigastrique, accompagnée de fièvre, de vomissements, analogue, dit-il, aux deux premières crises appendiculaires. De plus, il est soigné pour dilatation d'estomac.

Observation L

B... François, vingt-neuf ans, employé de chemins de fer.

Entre le 8 février 1903.

A présenté une première crise, il y a quatre mois ; une seconde crise assez forte, il y a quinze jours. Actuellement, on sent dans la fosse iliaque droite, accolée à la paroi, une tumeur allongée, en forme de boudin, assez dure à la palpation. Le 10 février, appendicectomie, drainage avec une mèche salolée. La plaie se referme vite, sans incidents, le malade sort guéri le 2 mars.

Nous n'avons pas pu retrouver ce malade.

Observation LI

L... Alfred, quarante-neuf ans, commis des tabacs...

Entre à l'hôpital le 17 mars.

Première crise d'appendicite, il y a vingt-deux mois.

Seconde crise en juillet 1902. Ces deux crises furent passagères et peu violentes.

En janvier 1903, nouvelle crise très violente, qui dura dix jours, avec réaction péritonéale intense.

Le malade, actuellement, ne souffre plus du tout. Il vient se faire opérer à froid.

Le 25 mars, appendicectomie. Le malade se remet très vite de son opération et sort guéri le 15 avril.

17 décembre 1904. Le malade nous écrit qu'il a repris son service trois mois après l'opération et qu'il est a peu près guéri. Cependant, de temps en temps, il ressent une douleur au côté droit du ventre.

Observation LII

J..., Joseph, trente-neuf ans, instituteur...

Entre à l'hôpital le 8 avril 1903.

Première crise appendiculaire il y a quatre ans.

Depuis, le malade a toujours ressenti une douleur sourde dans l'hypocondre droit, qui était parfois assez forte pour l'empêcher de dormir la nuit.

Nouvelle crise il y a un peu plus de quinze jours. Les douleurs ont été atroces, dit le malade, pendant trois jours.

Actuellement, tout phénomène douloureux a disparu depuis quinze jours.

14 avril. — Résection de l'appendice à froid. Quelques adhérences légères. L'appendice est très vascularisé, dépoli.

30 avril. — Le malade sort guéri.

Ce malade nous écrit le 3 décembre 1904, c'est-à-dire un an et demi après son opération : « Depuis cette opération, dit-il, j'ai éprouvé à deux reprises, pendant une dizaine de jours de légères douleurs, mais ce n'est rien. J'étais depuis quinze ans traité pour dyspepsie. Tous mes malaises ont disparu, même cette douleur sourde que j'éprouvais constamment au milieu du ventre. »

Observation LIII

V... Jean-Marie, vingt-cinq ans, cultivateur. Entre à l'hôpital le 25 avril 1903.

Le malade a présenté une première crise d'appendicite à la fin de janvier 1903. Elle fut assez violente mais ne dura que cinq jours. Il eut une seconde crise le 8 mars, plus bénigne, qui dura huit jours.

Actuellement, il entre à l'hôpital pour une troisième crise qui a débuté le 23 avril. Il a ressenti de violentes douleurs, subitement, dans la fosse iliaque droite. Il n'a pas eu de vomissements, ni de constipation, mais il a eu une température très élevée. A son entrée, la crise est sur son déclin. La palpation de l'abdomen, quoique douloureuse, est supportable et permet de sentir, accolée à la paroi pelvienne, une masse allongée très sensible à l'exploration. Pas de vomissements, de constipation, ni de météorisme.

La température tombe complètement. Le 28 avril, résection de l'appendice. Le malade sort le 18 mai.

Novembre 1904. Nous recevons des nouvelles du malade. Il n'a nullement souffert depuis son opération et, après deux mois de convalescence, il a repris son travail de cultivateur comme auparavant.

Observation LIV

R... Jean-Baptiste, cinquante-deux ans, cultivateur.

Entre le 29 avril 1903 avec le diagnostic d'appendicite aiguë, ballonnement abdominal, constipation, plastron énorme occupant la fosse iliaque droite, température élevée.

L'état général étant excellent, on laisse évoluer la maladie et on met de la glace sur le ventre. En quelques jours, la température devient normale, le plastron diminue d'étendue.

Le 12 mai, intervention. Incision. On ouvre deux petits abcès. Au dessous, on trouve l'appendice perforé à sa base. On le résèque. Drainage avec des mèches de gaze.

Le malade sort le 3 juin.

16 novembre 1904. Le malade nous écrit : « A ma grande satisfaction, je n'ai ressenti aucune douleur dans le ventre depuis mon opération, ma guérison a été complète et, actuellement, je travaille comme autrefois. »

Observation LV

G... Prosper, quarante-cinq ans, cultivateur.

Entre à l'hôpital le 13 mai 1903; avec le diagnostic d'appendicite à répétition.

Le malade a eu une première crise d'appendicite en janvier 1903. Au commencement de mai, nouvelle crise qui paraît terminée, quand le malade entre à l'hôpital. Pas de défense musculaire au niveau de la fosse iliaque droite, un point un peu douloureux et empâté répondant à peu près au point de Mac Burney. Le 16 mai, appendicectomie. On trouve l'appendice perforé vers le milieu.

Le malade sort guéri le 27 mai.

15 novembre 1904. Depuis son opération le malade

jouit d'une santé parfaite. Aucune douleur dans la région abdominale, ni spontanée, ni à la pression.

Observation LVI

P..., Ferdinand, dix-huit ans, jardinier.

Entre à l'hôpital le 29 juillet 1904.

A présenté une crise de coliques appendiculaires au mois de juin.

Quand il arrive, le malade présente un peu de défense musculaire dans la fosse iliaque droite. On sent un plastron induré.

30 juin. — Résection de l'appendice.

L'appendice est perforé. Gros calcul stercoral. Gâteau induré qu'on est obligé de sculpter pour le dégager de l'intestin grêle. On laisse une mèche.

Le malade sort le 29 juillet 1904.

En novembre 1904, nous recevons des nouvelles du malade. Il va très bien, ne souffre plus, fait son métier de jardinier comme autrefois. Il fait de la bicyclette. La cicatrice est solide.

Observation LVII

S..., Eugénie, vingt-deux ans, domestique.

Entre à la salle Saint-Paul le 2 août 1903.

La malade a eu une première crise il y a trois ans, crise douteuse. Il y a deux mois, elle a souffert dans le ventre et on lui fit des applications de glace.

Nouvelle crise ayant débuté le 2 août au matin. La malade est constipée. Elle a des envies de vomir. Le point de Mac Burney est très douloureux.

Les jours suivants, les phénomènes douloureux s'atténuent et disparaissent ainsi que l'induration.

10 août. — Résection de l'appendice à froid. La malade sort guérie le 6 septembre.

Mais elle rentre le 31, se plaignant de douleurs abdominales et de troubles digestifs. Elle présente des signes d'entéro-colite. On la met au régime et on prescrit de grands lavements chauds.

9 novembre 1904. La malade est actuellement dans le Midi, mais nous avons des renseignements par ses parents. Elle n'a pas eu de crise douloureuse depuis sa dernière sortie de l'hôpital et se porte bien.

Observation LVIII

G..., Emile, vingt-neuf ans, frère de la doctrine chrétienne.

Entre à l'hôpital le 18 août 1903.

Le malade a eu une première crise d'appendicite en juin. Cette crise a duré huit jours. Celle qui l'amène actuellement à l'hôpital a débuté le 15 août par des coliques violentes, de la constipation. Vomissements le 19 et fréquentes envies de vomir. Le malade arrive à l'hôpital avec 39°8 de température. On constate de la défense musculaire, de l'hyperesthésie cutanée, un gros plastron.

Les jours suivants, la fièvre tombe. On attend pour opérer la fin de la crise.

Le 5 septembre, appendicectomie. On trouve dans l'appendice un volumineux calcul. Cet appendice est perforé. Il y a beaucoup d'adhérences. Le lendemain, le malade a une température de 40 degrés. L'état général est mauvais, le pouls rapide. Les jours suivants, la température tombe un peu, mais le pouls s'affaiblit de plus en plus. Le malade se cyanose. On fait sauter les fils, on ne trouve qu'un peu de pus. Le malade meurt, avec des signes de septicémie, le 9 septembre 1903.

Observation LIX

P..., Louis, mécanicien, vingt-huit ans.

Entre à l'hôpital le 23 août 1903.

A présenté une première crise de coliques appendiculaires, qui a duré huit jours, au mois d'avril, et une deuxième crise au mois de mai.

Le malade vient se faire opérer à froid.

25 août. — Résection de l'appendice qui est un peu adhérent et qu'on enlève en deux fois. On laisse une mèche.

Le malade sort le 9 septembre 1903.

Le 3 décembre 1904, nous avons des nouvelles du malade : « Avant l'opération, dit-il, je ressentais une sorte de gêne du côté de l'appendice ainsi que dans le côté gauche, dans un point symétrique. Cette gêne a persisté. Dès que je fais un effort, je ressens une gêne du côté de l'appendice. Enfin, mon estomac me fait enrager. »

Observation LX

D... Antoine, trente-deux ans, cultivateur.

Entre à la salle Saint-Louis, le 27 août 1903.

Ce malade aurait eu trois poussées d'appendicite, il y a trois ans, il y a deux ans et il y a un mois. Il ne présente actuellement aucun symptôme douloureux.

Le 1er septembre, appendicectomie.

Nous recevons, en novembre 1904, des nouvelles de ce malade. Pendant les quelques mois qu'ont suivi son opération, il a présenté de la constipation et il a eu des coliques. Actuellement, il se porte bien. Quand il a fatigué beaucoup, il ressent de petites douleurs au niveau de la fosse iliaque droite.

Observation LXI

E... C..., quarante-huit ans, domestique.

Entrée le 2 septembre 1903, à la salle Saint-Paul.

Les crises ont débuté il y a dix ans ; depuis cinq ans elle a eu trois ou quatre crises ; la dernière, il y a trois mois, a nécessité un repos de quinze jours au lit. Actuellement, la malade ne souffre plus.

3 septembre. — Opération. Appendicectomie. On trouve de nombreuses adhérences dans toute la région, on trouve de la salpingo-ovarite ; on enlève la trompe et l'ovaire ; on trouve une collection sanguine de la grosseur d'un œuf dans la trompe : hémo-salpinx.

L'affection des annexes semblait devoir être primitive. Elle a amené de la pelvi-péritonite qui s'est propagée du côté du cœcum et de l'appendice. Appehdicectomie. La malade sort le 30 septembre,

La malade nous écrit à la fin du mois de novembre 1904 : « J'ai repris mon travail trois mois après mon opération, mais je prenais souvent des douleurs très vives au creux de l'estomac et dans le côté gauche ; depuis le mois de juillet je ne ressens plus rien, je travaille sans fatigue, je digère bien, mais si je porte quelque chose de lourd, je souffre encore au creux de l'estomac. L'état général est, du reste, bien meilleur. »

Observation LXII

B... Henri-Claude, seize ans, sans profession.

Entre le 5 septembre 1903 à la salle Saint-Louis.

Le malade a commencé par souffrir brusquement il y a douze jours. Il présente un plastron dans la fosse iliaque droite, le côlon ascendant paraît repoussé en avant. La pression détermine une légère crépitation.

24 septembre. — Appendicectomie à froid. Le malade sort le 9 octobre.

A la date du 18 novembre, on nous écrit : « Le malade, depuis son opération, ne s'est jamais ressenti d'aucune douleur, il s'est toujours bien porté. »

Observation LXIII

S... Charles, vingt et un ans, mécanicien.

Entre le 16 septembre 1903 à la salle Saint-Louis.

Début de la maladie, il y a dix jours par des douleurs aiguës dans la fosse iliaque droite et par des vomissements. Pas de vomissements depuis.

Large plastron dans la fosse iliaque droite.

Depuis l'entrée, le malade a de la rétention d'urine. On est obligé de le sonder.

6 octobre. — Appendicectomie. Les jours suivants, le malade a le ventre ballonné. Il vomit. Au bout de quelques jours, les symptômes peritonéaux s'amendent et le malade va mieux.

En juillet 1903, le malade se portait bien et s'était toujours bien porté depuis son opération. Depuis, nous n'avons pas pu avoir de ses nouvelles.

Observation LXIV

D... François, dix-huit ans, cultivateur.

Entre à l'hôpital le 26 septembre 1903.

Le 22 septembre au matin, ce malade a présenté pour la première fois une crise d'appendicite. Il présente actuellement au niveau du point de Mac Burney, un peu en dehors, un gros plastron induré, douloureux. Il a eu des vomissements et il est très constipé. On laisse la crise se refroidir. Application de glace sur le ventre.

La fièvre diminue peu à peu. Le malade a cependant encore une petite poussée qui dure deux jours, puis la fièvre tombe définitivement et, le 30 octobre, on fait une résection à froid de l'appendice. Il présente une petite perforation; le reste paraît normal.

Le malade sort le 15 novembre 1903, M. le Dr Chanel, de Tarare, a revu ce malade. Depuis son opération, il va très bien, n'a plus ressenti de douleurs dans le ventre, et a pu reprendre le travail pénible qu'il fait comme cultivateur.

Observation LXV

B .. Denis, trente ans, cultivateur,

Entre à la salle Saint-Louis, au mois d'octobre 1903.

Première crise d'appendicite au mois de mai. Deuxième crise ayant débuté le 17 septembre. Quand le malade arriva dans le service, le 10 octobre, la crise est passée. On n'a plus de défense musculaire, plus de douleur, plus d'empâtement.

16 octobre. — Appendicectomie. Pas d'adhérences péritonéales. L'appendice n'est pas perforé, mais il est rempli de pus.

Feuille de laboratoire. Sclérose pénétrant de dehors en dedans de l'organe.

Au mois de novembre 1904, le malade nous écrit qu'il a ressenti pendant quelque temps des picotements et des douleurs légères à l'endroit même de l'incision, mais cela ne l'a jamais empêché de travailler. Il n'a jamais eu de crises depuis son opération et même ces douleurs légères ont actuellement disparu.

Observation LXVI

P..., Marie, trente-cinq ans.

Entre à l'hôpital le 26 octobre 1903. Elle a présenté plusieurs crises d'appendicite et c'est pour la dernière de ces crises qu'elle vient se faire opérer.

Le 6 novembre, laparotomie. Résection de l'appendice. Le 22 novembre, la malade sort.

20 novembre 1904. Cette malade n'a jamais présenté la moindre crise douloureuse abdominale depuis l'intervention.

Observation LXVII

J... Claude, quarante-sept ans, garde-champêtre.

Entre à l'hôpital le 14 décembre 1903.

Il a déjà présenté quelques douleurs dans la fosse iliaque droite. Il y a trois semaines, il ressentit dans la région de l'ombilic une vive douleur et continua à souffrir depuis ce temps. Il ne mange plus et a considérablement maigri. Il eut au début un peu de subictère.

Actuellement, le malade se présente avec les yeux enfoncés dans les orbites, les traits tirés, la langue saburrale. Du côté de l'abdomen, un gros plastron dans la fosse iliaque droite, peu douloureux ; quelques irradiations douloureuses dans la cuisse droite. Température le soir 38 degrés avec pouls de 80. Le gâteau péritonéal diminue et se localise, très peu étendu en dehors de la fosse iliaque. La température tombe à 37 degrés. Le 20 décembre, elle remonte à 38 degrés et 38°4.

Le 24 décembre, opération. On résèque l'appendice. Suites opératoires normales. Le quatrième jour, un peu de température, un peu de rétention par une mèche. Puis guérison.

Le 30 octobre 1904, nous voyons ce malade qui va très bien depuis son opération. Pas de douleur spontanée ni à la pression. Il a engraissé de 4 à 5 kilogrammes.

Observation LXVIII

C... Paul, trente-cinq ans, employé de commerce.

Entre à l'hôpital le 5 janvier 1903.

Crise aiguë d'appendicite, il y a deux mois, qui disparut assez rapidement sans provoquer d'accidents. Actuellement, les phénomènes aigus n'existent plus. Pas de douleurs.

On sent cependant à la palpation une masse indurée.

Le malade a en même temps une pointe de hernie à droite qu'il veut se faire enlever.

Le 9 janvier, opération. Incission de Jalaguier, sur le bord externe du grand droit. On résèque l'appendice. Puis on fait la cure radicale de la hernie.

Le 11 janvier, le malade prend de la température. On enlève le pansement et on constate l'existence d'un phlegmon sous-cutané, avec décollement assez considérable de la paroi abdominale. Incision et drainage. On s'aperçoit que le malade présente à ce moment un écoulement urétral purulent. Interrogé, il déclare avoir eu la blennoragie au régiment, il y a douze ans, et ne s'être aperçu de rien depuis. Il éprouve actuellement de la difficulté pour uriner. En le sondant, on constate un spasme violent de l'urètre. On fait au malade des lavages vésicaux et urétraux au nitrate d'argent. Il sort guéri le 12 février.

26 novembre 1904. Le malade nous écrit : « Je n'ai jamais ressenti depuis mon opération de crise douloureuse ni au niveau de la fosse iliaque droite, ni au creux de l'estomac ; je travaille comme autrefois, mais je suis très constipé. »

RÉSULTATS OPÉRATOIRES

RÉSUMÉ. DISCUSSION

Nos recherches ont porté sur les 68 malades qui ont subi la résection de l'appendice, dans le service de M. le professeur agrégé Vallas, à l'Hôtel-Dieu de Lyon, pendant les années 1898, 1899, 1900, 1901, 1902, 1903.

4 de ces malades n'ont pas été retrouvés. Ce sont ceux des observations XV, XXIX, XLI, L.

4 sont morts.

Obs. XI. — G... Mathieu. Mort de tuberculose un an après son opération.

Obs. XII. — I... Jean. Appendicite à forme gangréneuse. Mort trois jours après l'intervention, avec des signes de péritonite et d'obstruction intestinale.

Obs. XLIII. — T... Pierre. Mort de pneumonie l'année même de son opération.

Obs. LVIII. — G... Émile. Mort trois jours après l'intervention.

Nous avons retrouvé 60 malades. Nous indiquerons après combien de temps ils ont été revus et nous rappellerons s'ils avaient présenté une ou plusieurs crises ; les appendicites à répétition sont, en effet celles qui peuvent nous fournir les renseignements les plus précieux en faveur de telle ou telle pathogénie.

A. — **Résections à froid suivies d'une guérison complète.**

(Pas de crises douloureuses abdominales consécutives ; pas de crises hépatiques, pas de troubles gastriques.)

Obs. I. — M... Philomène. Fistule stercorale consécutive à une appendicite traitée par la simple incision de l'abcès. Résection. Revue après six ans et demi.

Obs. II. — V... Louis. Appendicite à répétition. Revu après quatre ans.

Obs. III. — M... Jean. Appendicite à répétition. Revu après six ans et demi.

Obs. V. — F... Gabriel. Quatre crises en quatre mois. Revu après six ans.

Obs. VII. — B... Marguerite. Une crise de coliques appendiculaires. Revue après six ans.

Obs. XVI. — B... Nombreuses crises. Revu après cinq ans et demi.

Obs. XVII. — B... Noélie. Appendicite chronique pendant deux ans, puis une crise aiguë pour laquelle la malade est venue se faire opérer. Revue après cinq ans et demi.

Obs. XVIII. — J... Marie. Appendicite chronique pendant sept mois. Revue après cinq ans.

Obs. XIX. — J... Alcide. Deux crises en deux mois. Revu après cinq ans.

Obs. XXVIII. — B... Paul. Appendicite à répétition. Deux crises en un an. Revu après cinq ans.

Obs. XXX. — F... Félix. Deux crises appendiculaires. Revu après quatre ans et demi.

Obs. XXXVII. — J... Léontine. Appendicite chronique. Revue après trois ans et demi.

Obs. XXXIX. — M... Fernand. Quatre crises en trois mois. Revu après trois ans et demi.

Obs. XL. — D... Xavier. Une crise. Revu après trois ans et demi.

Obs. XLII. — D... Louis. Appendicite chronique. Revu après trois ans.

Obs. XLVI. — B... Marie. Appendicite chronique. Revue après deux ans et demi.

Obs. XLVII. — C... Louis. Plusieurs crises en trois mois. Revu après deux ans.

Obs. XLVIII. — T... Pierre. Plusieurs crises. Revu après deux ans.

Obs. LI. — L... Alfred. Deux crises. Revu après un an et demi.

Obs. LII. — J... Joseph. Appendicite chronique. Troubles gastriques. Revu après un an et demi.

Cette observation nous paraît être un cas d'appendicite dyspeptique, forme décrite en particulier par le Dr Goursolas dans sa thèse de Lyon, 1902. Les nombreuses observations rapportées dans cette thèse, comme celle que nous publions ici, montrent que des malades soignés pendant des années comme dyspeptiques peuvent guérir le jour où on leur enlève l'appendice et, chez eux, il est bien difficile d'admettre que cee troubles gastriques ne sont pas sous la dépendance de l'appendice.

Obs. LIII. — V..., Jean. En quatre mois trois crises appendiculaires. Revu après un an et demi.

Obs. LIV. — R... Jean. Une crise. Revu après un an et demi.

Obs. LV. — G... Prosper. Appendicite à répétition. Revu après un an et demi.

Obs. LXII. — B... Henri. Une crise. Revu après un an.

Obs. LXIV. — D... François. Une crise. Revu après un an.

Obs. LXV. — B... Denis. Deux crises en cinq mois. Revu après un an.

Obs. LXVI. — P.... Marie. Plusieurs crises. Revue après un an.

Obs. LXVIII. — C... Paul. Une crise. Revu après un an.

Les observations VI et XXXV présentent quelques particularités.

Obs. VI. — G... Marie. Une crise d'appendicite survenant au cinquième mois de la grossesse. Avortement au bout de dix jours. Résection à froid de l'appendice, de l'ovaire et de la trompe du côté droit. L'inflammation des annexes a été probablement consécutive à celle de l'appendice et c'est cette inflammation propagée par voie péritonéale qui a dû déterminer l'avortement.

Obs. XXXV. — S... Marguerite. Plusieurs crises d'appendicite dont une franchement liée à une grippe. A l'opération, on découvre un kyste de l'ovaire auquel l'appendice est adhérent. On peut se demander si l'inflammation de l'appendice n'a pas été causée par le kyste avoisinant.

B. — **Résections à chaud suivies d'une guérison complète.**

Obs. IV. — G... Joseph. Appendicite à répétition. Revu après six ans et demi.

Obs. IX. — P... Bernard. Une crise. Revu après cinq ans et demi.

Obs X. D... Joséphine. Une crise avec péritonite généralisée. Revue après quatre ans.

Obs. XIV. — R... Ferdinand. Une crise. Revu après cinq ans.

Obs. XX. — C... François. Trois crises en trois mois. Revu après cinq ans.

Obs. XXII.— L... Auguste. Nombreuses crises de coliques mais assez légères. Revu après quatre ans et demi.

Obs XXIII. — M... Zéline. Crise douloureuse presque localisée au rebord inférieur du foie. On trouve, à l'incision, la vésicule biliaire enflammée, de la péricholécystite et enfin, vers le col de la vésicule, l'appendice sphacélé. On résèque l'appendice. Cette malade qui a été opérée il y a quatre ans et demi se porte bien depuis son opération. Il semble assez logique, puisque l'ablation de l'appendice a fait cesser les phénomènes douloureux, d'admettre que c'était cet appendice qui était cause et non pas effet. La marche des accidents a été la suivante : inflammation primitive de l'appendice, perforation, inflammation péritonéale secondaire touchant secondairement la vésicule.

Obs. XXIV. — P... Charles. Une crise. Revu après quatre ans et demi.

Obs. XXV. — M... Claude. Appendicite à répétition. Revu après quatre ans et demi.

Obs. XXVI — P... Romain. Une crise. Revu après quatre ans.

Obs. XXXI. — L... Louis. Deux crises en quatre mois. Revu après quatre ans.

Obs. XXXIII. — Saint-B... Emile. Une crise. Revu après quatre ans.

Obs. XXXVIII. — V... Pierre. Une crise. Revu après trois ans et demi.

Obs LVI. — P... Ferdinand. Une crise. Revu après un an et demi.

Obs. LXIII. — S... Charles. Une crise. Revu après un an.

Obs. LXVII. — J... Claude. Une crise. Revu après un an.

Au total, sur les 60 malades que nous avons retrouvés, 46 n'ont jamais souffert depuis. 30 ont subi la résection de l'appendice à froid, 16 la résection de l'appendice à chaud.

C. — Malades ayant présenté depuis leur opération des phénomènes douloureux du côté de l'abdomen.

Nous essaierons d'expliquer ces phénomènes douloureux et de les rapporter à leur véritable cause. Mais nous ne nous dissimulons pas que c'est chose difficile, car plusieurs explications peuvent être à la fois vraisemblables.

Obs. XIII. — N... Michel. Revu après cinq ans et

demi. Ce malade, qui avait présenté plusieurs crises appendiculaires avant l'opération, a toujours travaillé depuis et n'a plus jamais présenté de crises nettes, avec fièvre, vomissements. Seulement il aurait, eu des coliques passagères assez fréquentes pendant les deux années qui ont suivi l'intervention. Ces coliques mêmes ont disparu. Il semble bien qu'on ait eu affaire à des tiraillements douloureux à la suite d'efforts, tiraillements occasionnés probablement par des adhérences, facilités par l'éventration dont est porteur le malade.

Obs. XXI. — M... César. Revu après quatre ans et demi. Ce malade, qui était venu en 1900 avec une péritonite généralisée par perforation, se déclare actuellement très content de son opération. Il a seulement présenté, dit-il, deux crises légères avec maximum au niveau du creux épigastrique, crises ayant duré un à deux jours et accompagnées de quelques vomissements. Mais ici encore ce malade est porteur d'une volumineuse éventration mal contenue par une ceinture, et ces quelques phénomènes douloureux peuvent s'expliquer de ce fait même.

Obs. XXXVI. — F... Marie. Cette malade a continué à souffrir après son opération. Elle est actuellement soignée pour salpingite droite et elle a des pertes assez abondantes. Or, elle avait déjà ces pertes avant l'opération et nous nous demandons si le fait capital n'aurait pas été une péritonite d'origine génitale, plutôt qu'une péritonite d'origine appendiculaire. Nous ne trouvons dans l'observation rien qui infirme ce diagnostic. L'appendice a été réséqué à fond et on n'a noté aucune lésion de cet organe. Ceci nous expliquerait tout naturellement l'inefficacité de l'intervention. Pas d'antécédents hépatiques.

Obs. LX. — D... Antoine. Trois crises d'appendicite en trois ans. Ce malade a été revu seize mois après son opération. Il a présenté de la constipation et des coliques passagères pendant les premiers mois qui ont suivi l'intervention. Actuellement il se porte bien. Il n'a pas eu de crises vraies, comme celles qu'il avait présentées autrefois.

Obs. XLIV. — B... Marie. Cette malade a travaillé depuis son opération, dont elle se déclare satisfaite. Elle ne présente ni troubles gastriques, ni troubles hépatiques, mais des douleurs assez vives dans le bas-ventre, revenant sous forme de crises. Nous n'avons pas pu examiner cette malade. Ces douleurs ne s'accompagnent ni de fièvre, ni de vomissements.

Obs. XXXII. — M... Etiennette. Revue après quatre ans. Cette malade est restée deux ans sans souffrir, à la suite de son opération, dit-elle. Puis, depuis ce temps, elle a présenté des poussées douloureuses abdominales dans les deux fosses iliaques. Elle est soignée actuellement pour salpingite, métrite et entéro-colite muco-membraneuse. Or, la malade nous assure qu'elle a présenté, il y a bientôt sept ans, une crise de coliques hépatiques. Cette observation semblerait s'expliquer avec la théorie de la péritonite sous-hépatique d'origine vésiculaire. Coliques hépatiques d'abord, puis appendicite, puis annexite surtout marquée à droite, puis colite muco-membraneuse. Mais deux objections peuvent être faites qui empêchent cette observation d'être probante. La première, c'est qu'à l'examen de cette malade nous n'avons trouvé ni point douloureux vésiculaire, ni point douloureux épigastrique. La seconde, c'est que cette malade présente un passé génital assez chargé qui suffirait à rendre compte de son annexite.

Obs. XXXIV. — L... Angèle. Cette malade a présenté plusieurs crises qui ont été vues par le même médecin. Ce médecin a remarqué que les localisations de la douleur différaient à chaque crise. A la première, il avait porté le diagnostic de colique néphrétique ; à la seconde, celui de colique appendiculaire, et c'est alors qu'il envoya la malade à l'Hôtel-Dieu, où on lui enleva l'appendice.

Un an après son opération, la malade a présenté une crise de coliques hépatiques avec vomissements, ventre douloureux ballonné, ictère très net, selles complètement décolorées. On n'a pas trouvé de calculs dans les selles. Cette observation peut cadrer avec la théorie de la péritonite sous-hépatique d'origine vésiculaire, mais on peut se demander pourquoi la crise hépatique n'a pas été la première en date. La malade, il est vrai, a pu présenter au début des symptômes hépatiques peu marqués. D'autre part les phénomènes hépatiques n'étaient certainement pas liés à une inflammation primitive de l'appendice, inflammation propagée du côté de la vésicule, puisque ces symptômes se sont montrés un an après la résection de cet appendice. On peut également admettre que l'affection hépatique a été complètement indépendante et sans rapports avec l'affection appendiculaire. Lévy, dans une thèse de Nancy, parue en avril 1904, a soutenu qu'on pouvait avoir simultanément cholécystite et appendicite, sans qu'il y ait rapport de cause à effet entre les deux. Les deux affections se développeraient sous l'influence d'une infection générale et il faudrait, pour guérir le malade, pratiquer et la cholécystotomie et l'appendicectomie.

Obs. VIII. — L... Rose. Revue après six ans. Troubles gastriques datant d'avant l'opération et qui ont persisté depuis cette opération. Poussées douloureuses du côté des annexes. Il nous est difficile d'apprécier ici si le mariage a créé de toutes pièces une infection génitale ascendante avec inflammation des annexes et réaction péritonéale ou bien s'il n'a fait que réveiller un foyer endormi de péritonite d'origine vésiculaire, la malade ayant eu d'abord de la péritonite sous-hépatique à symptômes assez frustes, se traduisant seulement par cette douleur à la pression que nous avons constatée, péritonite qui aurait ensuite par voie descendante touché l'appendice d'abord, et les annexes ensuite, péritonite qui expliquerait pourquoi les troubles gastriques n'ont pas cédé à la résection de l'appendice.

Obs. XXVII. — N... Victorine. Revue après cinq ans. Cette malade se déclare très satisfaite de son opération, car depuis elle a toujours travaillé et elle n'a plus présenté de crises douloureuses dans le côté droit. Elle présente quelques troubles gastriques qui n'ont pas été influencés par l'intervention, mais qu'on ne peut guère mettre sur le compte de la vésicule ; nous n'avons pas trouvé de point douloureux vésiculaire.

Obs. LIX. — P... Louis. Revu après un an et demi. Ce malade ne s'est pas trouvé notablement amélioré par son opération. Il ressent dans le côté droit la même gêne et présente depuis quelque temps des troubles gastriques. Ce serait un malade à revoir, car il offre peut-être des phénomènes en rapport avec une péritonite sous-hépatique. Cependant il n'a pas présenté de symptômes hépatiques bien nets jusqu'à ce jour.

Obs. LXI. — E... C. Revue après un an. Cette malade a présenté, après son opération, des crises gastriques, qui vont en s'atténuant ; l'état général s'est amélioré ; c'est donc probablement un cas d'appendicite à forme dyspeptique. Mais la malade n'est pas revue depuis assez longtemps pour que l'on puisse trancher la question d'une façon définitive. Ces crises gastriques survenant après l'opération peuvent au contraire être en faveur d'une péritonite sous-hépatique.

Obs. XLV. — Fr... L. Souffre du ventre depuis l'âge de quatre ans. Cette malade a été opérée le 29 juin 1902. Nous l'avons revue et examinée deux ans et demi après cette opération. Elle semble à première vue très bien portante. Cependant elle a continué à souffrir de douleurs analogues à celles qu'elle ressentait autrefois. A la pression, on trouve un point douloureux vésiculaire et un point douloureux au niveau du creux gastrique. La malade souffre surtout au moment de ses règles et pendant les jours qui précèdent leur apparition et il lui faut souvent garder le lit.

Obs. LVII. — S... Eugénie. Revue après un an et demi. La malade est revenue à l'hôpital quelque temps après son opération avec des signes d'entéro-colite.

Obs. XLIX. — B... Romain. Revu après deux ans.

Ce malade a présenté depuis qu'il a été opéré une crise douloureuse avec fièvre, vomissements, analogue dit-il, à ses deux premières crises appendiculaires, mais localisée au creux épigastrique. Or, microscopiquement, l'appendice paraissait enflammé, de dehors en dedans. On peut donc penser logiquement à la péritonite sous-hépatique.

Pour résumer, sur les 60 malades que nous avons retrouvés, 46 n'ont plus souffert depuis leur opération, 14 ont présenté quelques phénomènes douloureux du côté de l'abdomen.

Pour les malades des observations XIII, XXI, XXXVI, LX, XXVII, LVII, on ne peut guère songer à la péritonite sous-hépatique d'origine vésiculaire.

Les observations XXXII, XXXIV, VIII, LIX, XLV, XLIX, au contraire, peuvent cadrer avec la pathogénie nouvelle proposée par M. le professeur Tripier et par M. le professeur agrégé Paviot, mais d'autres explications peuvent être données et dans deux cas seulement nous avons trouvé nettement des troubles hépatiques.

Pour les observations XLIV et LXI, nous avons des renseignements trop vagues pour pouvoir émettre une opinion.

En tous cas, pas un seul des malades que nous avons revus n'a présenté de crise abdominale sérieuse, et nous croyons être en droit de conclure que la résection de l'appendice met en général le malade à l'abri de tout danger, supprime la cause de la crise appendiculaire, et que l'appendicectomie à froid en particulier, à ne considérer que ses résultats éloignés, est une intervention non seulement soutenable mais d'une incontestable utilité.

CONCLUSIONS

I. M. le professeur Tripier et M. le professeur agrégé Paviot, à Lyon, ont émis une pathogénie nouvelle de l'appendicite et de la crise douloureuse appendiculaire, qui peut se résumer ainsi : « Dans une appendicite, l'inflammation de l'appendice est consécutive à l'inflammation du péritoine environnant et c'est du côté de la vésicule biliaire qu'on trouve l'origine de cette péritonite périappendiculaire. Par conséquent, en enlevant l'appendice on n'enlève pas la cause de la crise douloureuse appendiculaire, on n'en prévient pas le retour et on ne met pas le malade à l'abri de tout danger. L'appendicectomie à froid devient insoutenable. »

II. Il nous a paru intéressant de rechercher si, dans la moyenne des cas les résultats éloignés de l'appendicectomie confirmaient ce jugement sévère.

Nos recherches ont porté sur les 68 malades qui ont subi la résection de l'appendice dans le service de M. le professeur agrégé Vallas, à l'Hôtel-Dieu de Lyon, pendant les années 1898, 1899, 1900, 1901, 1902, 1903.

4 malades n'ont pas été retrouvés.

4 sont morts, 1 de tuberculose, 1 de pneumonie, 2 de péritonite généralisée après l'intervention.

60 ont été retrouvés.

46 n'ont jamais présenté depuis leur opération de crise douloureuse abdominale. 30 résections avaient été pratiquées à froid, 16 à chaud. La plupart de ces malades sont venus à l'hôpital après avoir présenté plusieurs crises.

14 ont présenté depuis quelques symptômes douloureux soit du côté du foie, soit du côté de l'estomac. Quelques femmes ont présenté de l'annexite. Sur ces 14 malades, quelques-uns seulement présentent une histoire qui peut être interprétée avec la théorie de la péritonite sous-hépatique d'origine vésiculaire, et encore cette interprétation rencontre quelques objections.

III. La pathogénie émise par M. le professeur Tripier et par M. le professeur agrégé Paviot peut expliquer dans quelques cas l'appendicite et la crise appendiculaire. C'est une loi d'exception et non une règle générale. Presque toujours, la résection de l'appendice met le malade à l'abri d'une nouvelle crise et l'appendicectomie à froid est une opération de premier choix.

INDEX BIBLIOGRAPHIQUE

TRIPIER (R.), Traité d'anatomie pathologique, 1904.

TRIPIER (R. et J. PAVIOT), L'appendicite par infection générale (Semaine médicale, 8 mars 1899).

— Pathogénie péritonitique de la crise appendiculaire (Archives générales de médecine, juillet 1899).

— La péritonite sous-hépatique d'origine vésiculaire, 1903.

TABLE DES MATIÈRES

Introduction 7

Observations 14

Résultats opératoires : Résumé, discussion 69

A. — Résections à froid, suivies d'une guérison complète 70

B. — Résections à chaud, suivies d'une guérison complète 73

C. — Malades ayant présenté depuis leur opération des phénomènes douloureux du côté de l'abdomen 74

Conclusions. 81

Index Bibliographique 83

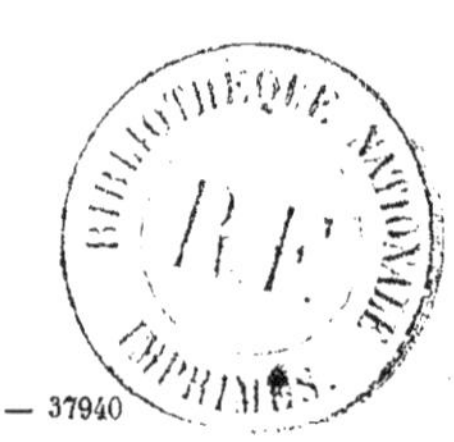

Lyon. — Impr A. REY 4, rue Gentil. — 37940

www.ingramcontent.com/pod-product-compliance
Ingram Content Group UK Ltd.
Pitfield, Milton Keynes, MK11 3LW, UK
UKHW021104270726
13993UKWH00006B/1001